# 四川省结核病防治综合质量控制工作指导


主　编

张灵麟　周久顺　陈　闯　夏　岚

副主编

何金戈　蒋良双　贺建清　朱　渝　夏　勇　熊　燕

编　委（按照笔画排序）

刁琳鉴　万朝敏　王丹霞　王文平　王为娜　王　菊
王朝智　王新伟　方　敏　邓建平　龙志玲　田洪瑞
宁　柱　曲海波　朱芳成　乔　刚　刘　双　刘　坤
严冬丽　杨发成　杨　华　杨应树　杨忠良　杨建蓉
杨　妮　杨　铭　李文全　李冬冬　李廷东　李运葵
李明琴　李　京　李显勇　李　婷　肖　月　吴桂辉
何　刚　何　璐　何　潇　闵红艳　汪勇强　宋　杨
张　书　张　军　张丽芝　张　娜　张袁伟　陈学兵
陈　萍　陈　燕　易　斌　罗　俊　岳华山　周　伟
周　易　周　辉　於一凡　赵素荣　钟　引　袁　菁
徐园红　高文凤　高　媛　郭　琴　唐　骐　黄富礼
逯　嘉　韩美玲　蒲　鹏　雷　卉　漆　俊　潘　蓉


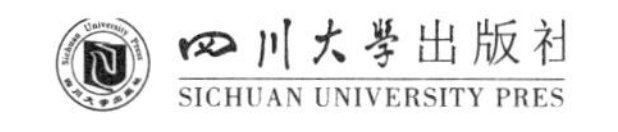

**图书在版编目（CIP）数据**

四川省结核病防治综合质量控制工作指导 / 张灵麟等主编. -- 成都 : 四川大学出版社, 2024. 12.
ISBN 978-7-5690-7512-0

Ⅰ. R520.1

中国国家版本馆 CIP 数据核字第 2025MN7716 号

书　　名：四川省结核病防治综合质量控制工作指导
　　　　　Sichuan Sheng Jiehebing Fangzhi Zonghe Zhiliang Kongzhi Gongzuo Zhidao

主　　编：张灵麟　周久顺　陈　闯　夏　岚

---

选题策划：许　奕
责任编辑：许　奕
责任校对：倪德君
装帧设计：胜翔设计
责任印制：李金兰

---

出版发行：四川大学出版社有限责任公司
　　　　　地址：成都市一环路南一段 24 号（610065）
　　　　　电话：（028）85408311（发行部）、85400276（总编室）
　　　　　电子邮箱：scupress@vip.163.com
　　　　　网址：https://press.scu.edu.cn
印前制作：四川胜翔数码印务设计有限公司
印刷装订：四川五洲彩印有限责任公司

---

成品尺寸：170mm×240mm
印　　张：5.75
字　　数：121 千字

---

版　　次：2025 年 2 月 第 1 版
印　　次：2025 年 2 月 第 1 次印刷
定　　价：39.00 元

---

本社图书如有印装质量问题，请联系发行部调换

扫码获取数字资源

四川大学出版社
微信公众号

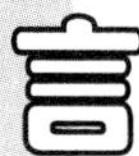

# 前言

结核病是严重危害公众健康的全球性公共卫生问题，全世界约 1/4 的人口感染结核分枝杆菌（结核杆菌）。据世界卫生组织（WHO）发布的《2023 年全球结核病报告》统计，我国 2022 年估算的结核病新发患者数为 748000 例，结核病发病率为 52/10 万。四川省是我国结核病疫情较为严重的省份之一。2023 年全省报告肺结核患者 45393 例，居全国第 2 位，结核病报告发病率为 54.2/10 万，居全国第 10 位。报告发病数和死亡数分别居全省甲乙类传染病第 4 位和第 3 位。

为加强结核病防治，国家及四川省先后制定并下发了多项政策性和指南性文件，包括《中国结核病预防控制工作技术规范（2020 年版）》《四川省遏制结核病行动实施方案（2019—2022 年）》等，指导四川省结核病防治工作规范开展。要了解各级各类结核病防治机构工作开展的成效、发现防治体系中存在的有待改善的问题以及提升防治工作质量，就要对结核病防治工作进行综合质量控制和评价。各级卫生行政部门、疾病预防控制中心、结核病定点医疗机构和非结核病定点医疗机构、基层医疗机构需建立完善的评价体系和标准，针对结核病患者的发现、诊断、治疗、管理等各个环节加强质量控制，使结核病防治工作质量得到总体提升。

本书经历了多次讨论、征求意见、现场调研和试点运用，形成了四个部分的内容，力求让读者上手可用、一看就懂。本书为质量控制工作的实用工具，同时也为各地（市、州）质量控制体系制定工作提供参考。本书也需要在实际工作中不断丰富完善，在此恳请各位读者提出宝贵意见，以供我们再版时修订。

编　者

**2024 年 11 月**

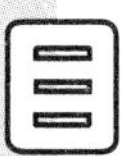

# 目录

# 1 发现篇

## 1.1 实验室室间质评开展情况

工作要求：根据《痰涂片镜检标准化操作及质量保证手册》《中国结核病防治工作技术指南》和《中国结核病预防控制工作技术规范（2020年版）》，市（州）疾病预防控制中心结核病实验室对所在辖区结核病实验室每季度进行1次盲法复检工作，有特殊情况的，可减少盲法复检次数，但一年不得少于2次；开展结核分枝杆菌药敏试验、核酸检测及耐药相关基因突变检测的实验室，每年应接受国家结核病参比实验室组织的药敏试验熟练度测试、分子生物学检测技术能力验证，并取得合格证书。如盲法复检中有实验室出现定性偏差，组织单位在反馈结果时，应及时进行现场督导，协助查找原因并解决问题；如药敏试验熟练度测试、分子生物学检测技术能力验证未合格，需在收到结果的1个月内分析原因并整改。

评价机构：各级结核病定点医疗机构、各级疾病预防控制中心。

指标解释：实验室室间质评开展情况由实验室检测项目参加室间质评的比例和参加室间质评的结核病检测项目合格的比例两个指标组成，两个指标通过现场核查实验室留存的室间质评结果存档获得。

计算公式：

实验室检测项目参加室间质评的比例（%）=参加室间质评的实验室检测项目数量/应参加室间质评的实验室检测项目数量×100%。

参加室间质评的结核病检测项目合格的比例（%）=参加室间质评合格的实验室检测项目数量/参加室间质评的实验室检测项目数量×100%。

评价标准：根据实验室开展的检测项目情况，实验室检测项目参加室间质评的比例目标值应达到100%，参加室间质评的结核病检测项目合格的比例目标值也应达到100%。

## 1.2 痰标本及涂片镜检质量指标现场核查样本抽取情况

工作要求：根据《中国结核病防治工作技术指南》《中国结核病预防控制工

作技术规范（2020年版）》，痰涂片镜检用于检测样本中的抗酸杆菌，无论是活菌还是死菌均可以被检测到。可使用手工涂片、染色及镜检方法，亦可使用有质量保证的自动化涂片、染色及镜检方法。用于明确诊断的涂片检查应采集3个合格的痰标本，即“即时痰”“夜间痰”“晨痰”；用于疗效评价的随访检查每次应采集2个合格的痰标本，即“夜间痰” “晨痰”。痰涂片镜检可采用萋－尼氏（Z－N）镜检或荧光染色镜检。采集疑似肺结核患者或随访患者的痰标本，应该在对患者进行咯痰宣教后，在符合生物安全和感染控制的场所留取痰标本。合格的痰标本是由支气管深处咳出的分泌物，每份标本量应在3～5 mL，一般为干酪痰、血痰或黏液痰，唾液为不合格标本。当标本的体积或性状不符合要求时，应积极采取人工诱痰措施，取痰后重新送检。

评价机构：各级结核病定点医疗机构。

指标解释：痰标本合格率是指一定时期内接收的合格痰标本数占该时期内实验室收到的总痰标本数的比例。初诊患者痰涂片镜检阳性率是指痰涂片镜检阳性的初诊患者数占抽查初诊患者数的比例。初诊患者痰涂片中低阳性级别结果比例是指低阳性级别（实际条数/300视野及$1^+$）结果的痰涂片数占抽取的阳性痰涂片总数的比例。随访患者痰涂片镜检阳性率是指痰涂片镜检阳性的随访患者数占开展痰涂片镜检的随访患者数的比例。痰涂片镜检实验室周转时间是指从实验室接收痰标本时间到痰涂片出报告结果时间。为获得以上指标，现场查询样本接收登记本、涂片镜检登记本或实验室信息系统（LIS），抽取检查5例初诊患者和5例2月末随访患者的痰标本性状及涂片镜检相关信息（镜检结果、接收痰标本时间、结果报告时间），痰标本合格率、初诊患者痰涂片镜检阳性率、随访患者痰涂片镜检阳性率查一个季度的总数据，痰标本接收时间如仅能查询到日期，则粗略计算痰涂片镜检实验室周转时间。

计算公式：

痰标本合格率（%）＝一定时期内接收的合格痰标本数/该时期内实验室收到的总痰标本数×100%。

初诊患者痰涂片镜检阳性率（%）＝痰涂片镜检阳性的初诊患者数/抽查初诊患者数×100%。

初诊患者痰涂片中低阳性级别结果比例（%）＝低阳性级别（实际条数/300视野及$1^+$）结果的痰涂片数/抽取的阳性痰涂片总数×100%。

随访患者痰涂片镜检阳性率（%）＝痰涂片镜检阳性的随访患者数/开展痰涂片镜检的随访患者数×100%。

痰涂片镜检实验室周转时间＝痰涂片出报告结果时间－实验室接收痰标本时间。

评价标准：根据《中国结核病防治综合质量控制核查手册》，痰标本合格率需达到90%；初诊患者痰涂片镜检阳性率参考值约为10%，各实验室应建立自己的基线值；初诊患者痰涂片中低阳性级别结果比例参考范围为30%～50%；2月末随访患者痰涂片镜检阳性率参考范围为10%～15%；痰涂片镜检实验室周转时间参考值约24小时，需当日或隔日发出报告。

## 1.3 分离培养质量指标现场核查样本情况

工作要求：根据《中国结核病防治工作技术指南》《中国结核病预防控制工作技术规范（2020年版）》，分离培养用于检测样本中存活的结核分枝杆菌，灵敏度较涂片检查高，是目前诊断肺结核的"金标准"。常用固体分离培养和液体分离培养两种培养方法。无论是用于明确诊断还是疗效评价，每例患者都应采集2个合格的痰标本用于固体结核分枝杆菌分离培养或采集1个合格的痰标本用于液体结核分枝杆菌分离培养。

评价机构：各级结核病定点医疗机构。

指标解释：分枝杆菌分离培养阳性率是指分离培养阳性患者数占开展分离培养患者总数的比例。结核分枝杆菌分离培养阳性率是指分离培养阳性且鉴定为结核分枝杆菌的患者数占开展分离培养阳性患者总数的比例。痰涂片镜检阳性标本培养阳性率是指痰涂片镜检阳性且分离培养阳性的标本数占痰涂片阳性且开展分离培养的标本数的比例。分离培养污染率是指分离培养发生污染的培养管（基）占开展分离培养的总培养管（基）数的比例。分离培养实验室周转时间是指实验室痰标本接收时间至痰标本分离培养结果报告时间的间隔。

为获得以上指标，需现场查询分离培养登记本或LIS，抽取检查前一年的10份开展培养的标本的相关信息，包括患者是否为初诊、培养结果、鉴定结果、痰涂片镜检结果、是否污染、痰标本接收时间与结果报告时间，结核分枝杆菌分离培养阳性率、痰涂片镜检阳性标本培养阳性率、分离培养污染率查前一年一个季度的总数据。

计算公式：

分枝杆菌分离培养阳性率（%）=分离培养阳性患者数/开展分离培养患者总数×100%。

结核分枝杆菌分离培养阳性率（%）=分离培养阳性且鉴定为结核分枝杆菌的患者数/开展分离培养的初诊患者总数×100%。

痰涂片镜检阳性标本培养阳性率（%）=痰涂片镜检阳性且分离培养阳性的标本数/痰涂片阳性且开展分离培养的标本数×100%。

分离培养污染率（%）=分离培养发生污染的培养管（基）/开展分离培养

的总培养管（基）数×100%。

分离培养实验室周转时间=痰标本分离培养结果报告时间-实验室痰标本接收时间

评价标准：根据《中国结核病防治综合质量控制核查手册》，分枝杆菌分离培养阳性率参考范围为20%～30%；对于结核分枝杆菌分离培养阳性率，各实验室应建立自己的基线值；痰涂片镜检阳性标本培养阳性率应在90%以上；固体方法分离培养污染率应为2%～5%，液体方法分离培养污染率应为8%～10%；痰涂片阳性标本固体分离培养实验室周转时间为3周，痰涂片阴性标本固体分离培养实验室周转时间为4～8周；痰涂片阳性标本液体分离培养实验室周转时间为8～10天，痰涂片阴性标本液体分离培养实验室周转时间为2～6周。

## 1.4　表型药敏试验质量

工作要求：根据《“十三五”四川省结核病防治规划》《四川省遏制结核病行动实施方案（2019—2022年）》，市（州）结核病定点医疗机构需开展药敏试验。为保证工作质量，各实验室应建立表型药敏试验MDR/RR-TB检出基线值，控制因污染而缺失药敏试验结果率和因对照培养基菌落生长不足或未生长而缺失药敏试验结果率，缩短实验室周转时间。当MDR/RR-TB检出率偏离基线值、因污染而缺失药敏试验结果率和因对照培养基菌落生长不足或未生长而缺失药敏试验结果率大于3%、表型药敏试验实验室周转时间大于2周，液体培养药敏试验实验室周转时间大于4周，实验室应自查原因，及时整改。

评价机构：市（州）结核病定点医疗机构。

指标解释：现场通过查询表型药敏试验登记本或LIS，抽取检查10例开展表型药敏试验的标本相关信息。根据抽查的样本计算实验室周转时间。如仅能查询到日期，则粗略计算实验室周转时间。表型药敏试验MDR/RR-TB检出基线值、因污染而缺失药敏试验结果率和因对照培养基菌落生长不足或未生长而缺失药敏试验结果率计算实验室一个季度的数据。

表型药敏试验MDR/RR-TB检出率是指通过表型药敏试验检出MDR/RR-TB患者数占开展表型药敏试验患者总数的比例。因污染而缺失药敏试验结果率是指因污染而缺失药敏试验结果的菌株数占开展表型药敏试验的总数的比例。因对照培养基菌落生长不足或未生长而缺失药敏试验结果率是指因对照培养基菌落生长不足或未生长而缺失药敏试验结果的菌株数占开展表型药敏试验的总数的比例。表型药敏试验实验室周转时间是指分离培养阳性时间至表型药敏试验结果报告时间的间隔。

计算公式：

表型药敏试验 MDR/RR－TB 检出率（%）＝通过表型药敏试验检出 MDR/RR－TB 患者数/开展表型药敏试验患者总数×100%。

因污染而缺失药敏试验结果率（%）＝因污染而缺失药敏试验结果的菌株数/开展表型药敏试验的总数×100%。

因对照培养基菌落生长不足或未生长而缺失药敏试验结果率（%）＝因对照培养基菌落生长不足或未生长而缺失药敏试验结果的菌株数/开展表型药敏试验的总数×100%。

表型药敏试验实验室周转时间＝表型药敏试验结果报告时间－分离培养阳性时间。

评价标准：对于表型药敏试验 MDR/RR－TB 检出率，各实验室应建立自己的基线值。因污染而缺失药敏试验结果率应低于 3%。因对照培养基菌落生长不足或未生长而缺失药敏试验结果率应低于 3%。表型药敏试验实验室周转时间参考范围为 2～4 周，其中固体分离培养约为 4 周，液体分离培养约为 2 周。

## 1.5　结核分枝杆菌核酸检测质量

工作要求：根据《"十三五"四川省结核病防治规划》《四川省遏制结核病行动实施方案（2019—2022 年）》，各级结核病定点医疗机构需开展结核病分子生物学诊断。为保证工作质量，各实验室应建立结核分枝杆菌核酸检测阳性率基线值，缩短实验室周转时间。当结核分枝杆菌核酸检测阳性率偏离基线值、实验室周转时间超过 48 小时时，实验室应自查原因、及时整改。

评价机构：各级结核病定点医疗机构。

指标解释：现场通过查询分离培养登记本或 LIS，抽取检查 10 例开展结核分枝杆菌核酸检测的标本相关信息。根据抽查的样本计算实验室周转时间。如仅能查询到日期，则粗略计算实验室周转时间。结核分枝杆菌核酸检测阳性率计算实验室一个季度的数据。

结核分枝杆菌核酸检测阳性率是指结核分枝杆菌核酸检测阳性患者数占开展结核分枝杆菌核酸检测的患者总数的比例。结核分枝杆菌核酸检测实验室周转时间是指实验室收到痰标本的时间至报告结核分枝杆菌核酸检测的时间的间隔。

计算公式：

结核分枝杆菌核酸检测阳性率（%）＝结核分枝杆菌核酸检测阳性患者数/开展结核分枝杆菌核酸检测的患者总数×100%。

结核分枝杆菌核酸检测实验室周转时间＝报告结核分枝杆菌核酸检测的时

间一实验室收到痰标本的时间。

评价标准：对于结核分枝杆菌核酸检测阳性率，各实验室应建立自己的基线值。结核分枝杆菌核酸检测实验室周转时间参考范围为24～48小时，需在两日内发出检测报告。

## 1.6 结核分枝杆菌耐药基因检测质量

工作要求：根据《四川省遏制结核病行动实施方案（2019—2022年）》，市（州）结核病定点医疗机构需开展耐药分子检测。根据《关于切实做好耐药结核病防治有效遏制耐药结核病流行的通知》，到2025年，县（市、区）结核病定点医疗机构100%具备开展分子生物学耐药检测能力。为保证工作质量，各实验室应建立结核分枝杆菌耐药基因检测MDR/RR-TB检出率基线值，缩短实验室周转时间。当结核分枝杆菌耐药基因检测MDR/RR-TB检出率偏离基线值、实验室周转时间超过48小时时，实验室应自查原因、及时整改。

评价机构：各级结核病定点医疗机构。

指标解释：现场通过查询分离培养登记本或LIS，抽取检查10例开展结核分枝杆菌耐药基因检测的标本相关信息。根据抽查的样本计算实验室周转时间。如仅能查询到日期，则粗略计算实验室周转时间。结核分枝杆菌耐药基因检测MDR/RR-TB检出率计算实验室一个季度的数据。

结核分枝杆菌耐药基因检测MDR/RR-TB检出率是指采用耐药基因检测的MDR/RR-TB检出患者数占开展结核分枝杆菌耐药基因检测的患者总数的比例。

结核分枝杆菌耐药基因检测实验室周转时间是指实验室收到痰标本的时间至报告结核分枝杆菌耐药基因检测的时间的间隔。

计算公式：

结核分枝杆菌耐药基因检测MDR/RR-TB检出率（%）＝采用耐药基因检测的MDR/RR-TB检出患者数/开展结核分枝杆菌耐药基因检测的患者总数×100%。

结核分枝杆菌耐药基因检测实验室周转时间＝报告结核分枝杆菌耐药基因检测的时间－实验室收到痰标本的时间。

评价标准：对于结核分枝杆菌耐药基因检测MDR/RR-TB检出率，各实验室应建立自己的基线值。结核分枝杆菌耐药基因检测实验室周转时间参考范围为24～48小时，需在两日内发出检测报告。

## 1.7 实验室痰涂片镜检盲法复检覆盖比例

工作要求：根据《中国结核病防治工作技术指南》《中国结核病预防控制工作技术规范（2020年版）》，各级结核病实验室应积极参加所在辖区疾病预防控制中心组织的痰涂片镜检盲法复检。市（州）疾病预防控制中心对县（市、区）实验室每季度进行1次盲法复检，如遇特殊困难，可经省级参比实验室核准后适当减少盲法复检次数，但一年不得少于2次；同时，应增加每次抽取复检的涂片数，以保证年内抽取复检涂片总数不变。市（州）疾病预防控制中心应在抽片后2周内将最终结果反馈至受检实验室，并同时反馈第一复检者。如盲法复检中有实验室出现定性偏差，市（州）疾病预防控制中心在反馈结果时，应及时进行现场督导，协助查找原因并解决问题。

评价机构：市（州）疾病预防控制中心。

指标解释：实验室盲法复检覆盖比例是指规范参加盲法复检的实验室数量占开展痰涂片镜检工作的实验室总数的比例。此指标分母数据来源于结核病信息系统内填报的开展了痰涂片镜检的实验室数量，分子数据来源于市（州）疾病预防控制中心存档的全市（州）开展盲法复检情况。

计算公式：

实验室盲法复检覆盖比例（%）＝规范参加盲法复检的实验室数量/开展痰涂片镜检工作的实验室总数×4×100%。

评价标准：以市（州）为单位，实验室盲法复检覆盖比例应达到100%。

## 1.8 报告信息准确率

工作要求：医疗卫生机构网络直报管理人员应保证疫情信息报告及时、准确与真实。在接到信息报告后，及时检查报告卡内容，如发现填写不完整、不准确，或有错项、漏项等情况，应及时通知报告人核对，核实无误后将传染病报告卡信息及时、准确、完整地录入传染病报告信息管理系统。

评价机构：各级结核病定点医疗机构、非结核病定点医疗机构、基层医疗机构。

指标解释：报告信息准确率指在某地区一定时期内抽查的肺结核和疑似肺结核报告卡中，全部关键信息均填报准确的报告卡数占抽查总报告卡数的比例。评价时需查看某地区某医疗机构肺结核报告患者的传染病报告卡，每家医疗机构随机抽查10张，不足10张的全覆盖。数据来源于“专报系统”的“患者追踪收治”模块，按功能键中的“报告地区”“报卡机构”“录入日期”选择本次抽查的质控对象和质控时间范围进行查询。核查选项主要包括基本信息（姓名、年龄、联系电话）、人群分类、现详细住址、疾病名称、病例分类。

计算公式：

报告信息准确率（%）=全部关键信息均填报准确的报告卡数/抽查总报告卡数×100%。

评价标准：目标值100%。

## 1.9 学校患者信息填报规范率

工作要求：对于自报人群分类为“幼托儿童”“学生”“教师”的肺结核患者或疑似肺结核患者，接诊医生必须逐项核实传染病报告卡的各项内容，在患者的工作单位栏中详细记录患者所在的学校（校区、学院和专业）和班级名称，还应清楚填写其现住址、身份证号码和联系电话。注意学校名称应填写当前的规范全称，避免错误填写同音异形字等。

评价机构：各级结核病定点医疗机构、非结核病定点医疗机构、基层医疗机构。

指标解释：学校患者信息填报规范率指某地区一定时期内医疗机构报告的职业为“幼托儿童”“学生”“教师”的肺结核患者或疑似肺结核患者报告卡中，关键信息填报的规范性，即学校/幼托机构名称（必填且需完整填写校区、学院、专业、年级、班级等信息）、联系电话（必填且为11位标准号码）规范填报的比例。评价时随机抽查某地区某医疗机构报告的职业为“幼托儿童”“学生”“教师”的10张肺结核传染病报告卡，不足10张的全部覆盖。数据来源于“专报系统”的“患者追踪收治”模块，按功能键中的“报告地区”“报卡机构”“录入日期”选择本次抽查的质控对象和质控时间范围进行查询。

计算公式：

学校患者信息填报规范率（%）=信息填报规范的报告卡数/抽查总报告卡数×100%。

评价标准：目标值100%。

## 1.10 学生患者身份报告真实率

工作要求：各级各类医疗机构的门诊医生在日常诊疗中，一旦发现年龄为3～24岁的肺结核患者，需仔细核查，确认其身份是否为学生。对于年龄为3～

24岁的其他人群肺结核患者，经核实一旦确认为“幼托儿童”“学生”，或患者现住址跨县（市、区）变更，均要于24小时内在传染病报告卡上做相应更正。

评价机构：各级结核病定点医疗机构、非结核病定点医疗机构、基层医疗机构。

指标解释：学生患者身份报告真实率指某地区一定时期内医疗机构报告的年龄为3～24岁、职业为“非学生”或“非幼托儿童”的肺结核患者或疑似肺结核患者中，经核实身份确实为“非学生”或“非幼托儿童”的比例。评价时抽查一定时期内某地区某医疗机构报告的年龄在3～24岁、职业为“非学生”或“非幼托儿童”的肺结核患者或疑似肺结核患者中的10张传染病报告卡，不足10张的全部覆盖。数据来源于“专报系统”的“患者追踪收治”模块，按功能键中的“报告地区”“报卡机构”“录入日期”选择本次抽查的质控对象和质控时间范围进行查询。抽查方式为电话核实。

计算公式：

学生患者身份报告真实率（%）＝身份真实的报告卡数/抽查总报告卡数×100%。

评价标准：目标值100%。

## 1.11 肺结核患者和疑似肺结核患者报告率

工作要求：各级各类医疗机构应当对诊断的肺结核患者和疑似肺结核患者按照《中华人民共和国传染病防治法》乙类传染病的报告要求，在24小时内进行传染病报告。

评价机构：各级结核病定点医疗机构、非结核病定点医疗机构、基层医疗机构。

指标解释：肺结核患者和疑似肺结核患者报告率指一定时期内某地区医疗机构填报传染病报告卡的肺结核患者和疑似肺结核患者数占同期发现肺结核患者和疑似肺结核患者数的比例。医疗机构同期发现肺结核患者和疑似肺结核患者，是指门诊、住院部、影像科和实验室等科室发现的患者。查看某地区某医疗机构的门诊、住院部、影像科和实验室等科室诊疗记录，以“TB”或“结核”为关键词筛选，综合各科室的检查结果获得该医疗机构发现的肺结核患者和疑似肺结核患者信息，查询“专报系统”中传染病报告卡的报告信息。核查发现的患者是否全部在传染病报告网上报告。对于由影像科和实验室发现的肺结核患者和疑似肺结核患者，若有临床医生明确的排除依据，则不需要报告，否则必须报告。

计算公式：

肺结核患者和疑似肺结核患者报告率（%）=一定时期内某地区医疗机构填报传染病报告卡的肺结核患者和疑似肺结核患者数/同期发现肺结核患者和疑似肺结核患者数×100%。

评价标准：目标值100%。

## 1.12 传染病报告卡转诊率

工作要求：非结核病定点医疗机构（或结核病定点医疗机构的非结核门诊）要将诊断的肺结核患者或疑似肺结核患者转诊到患者现住址所在的县（区）结核病定点医疗机构的结核门诊。如患者需要在非定点医疗机构住院治疗，要在出院时进行转诊。若为“利福平耐药”患者，应将其转诊至耐多药结核病定点医疗机构进行诊治。

评价机构：各级结核病定点医疗机构（非结核门诊）和非结核病定点医疗机构。

指标解释：传染病报告卡转诊率指一定时期内某地区非结核病定点医疗机构或结核病定点医疗机构的非结核门诊报告的肺结核患者或疑似肺结核患者中，按规范转诊到结核病定点医疗机构结核门诊的比例。评价时从某地区抽样的非结核病定点医疗机构或结核病定点医疗机构非结核门诊报告的所有肺结核患者或疑似肺结核患者中随机抽取10例，不足10例的全部覆盖。核查报卡机构/报卡部门是否有留档的转诊通知单。应转诊患者指非结核门诊诊断的所有肺结核患者或疑似肺结核患者、出院诊断中的所有肺结核患者或疑似肺结核患者。

计算公式：

传染病报告卡转诊率（%）=已转诊的患者数/应转诊患者总数×100%。

评价标准：目标值100%。

## 1.13 传染病报告卡到位真实率

工作要求：对已进行疫情报告但未到结核病定点医疗机构结核门诊就诊的肺结核患者和疑似肺结核患者，疾病预防控制中心要组织开展患者追踪工作，督促患者到结核病定点医疗机构结核门诊进行诊治。“到位情况”应准确、真实、完整填写。

评价机构：县（市、区）疾病预防控制中心、县（市、区）结核病定点医疗机构。

指标解释：传染病报告卡到位真实率指一定时期内某地区真实到位（包括真实排除）的传染病报告卡数量与抽查的传染病报告卡总数的比例。评价时查看一定时期内某地区所有医疗机构报告的肺结核患者或疑似肺结核患者的传染病病例报告信息和追踪信息。数据来源于“专报系统”的“患者追踪收治”模块，按“录入日期”“现住址”查询。查看传染病报告卡，对其中所有转诊到位和追踪到位但诊断未排除、未收治且由抽查机构追踪的传报卡随机抽取5张，不足5张的全覆盖；对“追踪地区”为被评价的县（市、区）且诊断排除的病例，随机抽取5张，不足5张的全覆盖。通过查阅医院信息系统（HIS）数据、初诊登记本、病案记录、实验室检查结果等资料，现场核查真实到位和真实排除情况。

（1）到位真实性：传染病报告卡追踪情况选择“转诊到位”和“追踪到位”，但诊断未排除的患者，在初诊登记本和（或）HIS中的结核门诊有就诊记录。

（2）诊断排除真实性：对于传染病报告卡疾病诊断为其他疾病（排除肺结核）的，查阅HIS数据、初诊登记本、病案记录、实验室检查结果等资料进行现场核查，有依据的称为诊断排除真实。如果传染病报告卡不涉及诊断排除，则默认该项内容真实。

计算公式：

传染病报告卡到位真实率（%）=一定时期内某地区真实到位（包括真实排除）的传染病报告卡数量/抽查总报告卡数×100%。

评价标准：目标值100%。

## 1.14 传染病报告卡追踪规范率

工作要求：县（市、区）疾病预防控制中心指定专人对医疗机构在中国疾病预防控制信息系统中报告的肺结核患者或疑似肺结核患者信息进行浏览、核实，组织基层医疗机构对转诊未到位患者进行追踪，督促患者到结核病定点医疗机构的结核门诊就诊。

评价机构：县（市、区）疾病预防控制中心。

指标解释：传染病报告卡追踪规范率指一定时期内所有医疗机构报告的本地区的肺结核患者或疑似肺结核患者中，传染病报告卡规范追踪的比例。评价时导出一定时期内所有医疗机构报告的本地区的肺结核患者或疑似肺结核患者传染病报告卡。数据来源于“专报系统”的“患者追踪收治”模块，按“录入日期”“现住址”查询，并辅以调查现场HIS数据、病案记录、实验室检查结果等资料进行现场核查。核查内容包括以下方面：

（1）重卡删除是否规范：对于追踪情况为“重卡”的患者，如果填写了与本张卡片重复且需保留的传报卡的报卡编号或卡片 ID，则认为符合重卡删除规范的判断。

（2）传染病报告卡诊断排除是否填报规范：疾病诊断为其他疾病（排除肺结核）的，由结核病定点医疗机构排除的视为规范排除（根据传染病报告卡备注、初诊机构填写情况等信息综合判断）。

（3）是否持续住院：肺结核患者或疑似肺结核患者因住院未到结核病定点医疗机构就诊，填写了住院和出院日期，且住院时间超过 30 天的为持续住院；仅有住院日期，无出院日期，但追踪情况为住院治疗，住院日期与传染病报告卡导出日期之间超过 30 天的为持续住院。“住院日期”晚于传报卡“录入日期”15 天及以上的，视为持续住院。

（4）是否真实追踪：现场查看“肺结核患者或疑似肺结核患者追踪情况登记本”，无追踪记录的，视为非真实追踪。重卡删除的核查保留的传染病报告卡是否正确（是否为同一人，是否符合重复报告的判定要求），诊断排除的核查是否有排除诊断的佐证资料（如病情证明等）。如果传染病报告卡不涉及重卡、诊断排除、持续住院等情况，则可记录为该项目操作规范。

计算公式：

传染病报告卡追踪规范率（%）＝符合追踪要求的患者数/应追踪患者总数×100%。

评价标准：目标值 95%。

## 1.15 肺结核患者密切接触者筛查情况

工作要求：按照《全国结核病防治规划（2024—2030）》的通知要求，肺结核患者的密切接触者应完成 3 次（首次、半年、一年后）症状筛查，至少开展 1 次结核病潜伏感染检测和胸部 X 线检查。将有结核病可疑症状、结核病感染检测强阳性（阳性）或胸部 X 线检查异常的密切接触者及时转诊到结核病定点医疗机构明确诊断。

评价机构：各级结核病定点医疗机构、基层医疗机构、县（市、区）疾病预防控制中心。

指标解释：肺结核患者密切接触者筛查率是指密切接触者中接受至少 1 次筛查的人数占抽查密切接触者总人数的比例。肺结核患者密切接触者规范筛查率是指密切接触者中规范完成筛查的人数占抽查密切接触者总人数的比例。肺结核患者密切接触者筛查异常结果规范处置率是指筛查结果异常并规范转诊处置的人数占抽查密切接触者中筛查结果异常的总人数的比例。筛查结果异常指症状筛查、潜伏感染检测、胸部X线检查等结果中任一项异常，必须到结核病定点医疗机构接受进一步检查。密切接触者按时完成3次（首次、半年、一年）症状筛查，至少1次潜伏感染检测与胸部X线检查（15岁以下按照学生筛查相关要求执行）。规范转诊处置是指筛查结果异常的密切接触者转诊到结核病定点医疗机构接受检查并有检查结果、追踪结果记录。

计算公式：

肺结核患者密切接触者筛查率（%）=密切接触者中接受至少1次筛查的人数/抽查密切接触者总人数×100%。

肺结核患者密切接触者规范筛查率（%）=密切接触者中规范完成筛查的人数/抽查密切接触者总人数×100%。

肺结核患者密切接触者筛查异常结果规范处置率（%）=筛查结果异常并规范转诊处置的人数/抽查密切接触者中筛查结果异常的总人数×100%。

评价标准：目标值90%。

## 1.16 老年人肺结核可疑症状筛查情况

工作要求：按照《中国结核病防治工作技术指南》，县（市、区）疾病预防控制中心指导基层医疗机构开展老年人日常就诊时肺结核可疑症状和高危因素筛查，结合基本公共卫生服务项目工作在老年人年度体检中做结核病症状筛查，积极落实结核病症状筛查工作和后续免费胸部X线检查工作，加强对老年人结核病主动筛查工作的督导和评价。

评价机构：县（市、区）疾病预防控制中心、基层医疗机构。

指标解释：老年人肺结核可疑症状筛查率是指老年人本年度规范完成肺结核可疑症状筛查管理的人数占抽查老年人总人数的比例。

计算公式：

老年人肺结核可疑症状筛查率（%）=老年人本年度规范完成肺结核可疑症状筛查管理的人数/抽查老年人总人数×100%。

评价标准：目标值90%。

## 1.17 糖尿病患者肺结核可疑症状筛查情况

工作要求：按照《中国结核病防治工作技术指南》，县（市、区）疾病预防控制中心指导基层医疗机构开展糖尿病患者日常就诊时肺结核可疑症状和高危因素筛查，结合基本公共卫生服务项目工作在糖尿病患者季度随访中做结核病症状筛查，积极落实结核病症状筛查工作和后续免费胸部X线检查工作，加强对糖尿病患者结核病主动筛查工作的督导和评价。

评价机构：县（市、区）疾病预防控制中心、基层医疗机构。

指标解释：糖尿病患者肺结核可疑症状筛查率是指门诊新确诊糖尿病患者、社区管理糖尿病患者上季度随访中完成肺结核可疑症状筛查的人数占抽查糖尿病患者总人数的比例。

计算公式：

糖尿病患者肺结核可疑症状筛查率（%）=门诊新确诊糖尿病患者、社区管理糖尿病患者上季度随访中完成肺结核可疑症状筛查的人数/抽查糖尿病患者总人数×100%。

评价标准：目标值90%。

## 1.18 开展学校结核病体检机构人员培训情况

工作要求：县（市、区）疾病预防控制中心要组织开展对学校结核病体检机构人员的培训，并每年至少组织开展1次学校结核病体检的质量控制工作。

评价机构：各级各类开展结核病体检机构、县（市、区）疾病预防控制中心。

指标解释：需现场查看培训资料，包括但不限于培训通知、签到册、现场影像资料、培训日程、会议记录及考核机制等。

评价标准：培训资料至少包含培训通知、签到册、现场影像资料、培训日程、会议记录及考核机制，视为规范开展培训。如有缺项，则视为未规范开展培训。

# 诊断篇 2

## 2.1 病原学阴性肺结核规范诊断率

工作要求：结核病定点医疗机构应对所有疑似肺结核患者收集其合格的痰标本，开展结核分枝杆菌病原学检查。对所有痰涂片阴性的疑似肺结核患者进行分子生物学或痰培养检测。县（区）结核病定点医疗机构必须成立肺结核诊断小组，由3名以上医生组成，应包括结核科/呼吸科、检验科和放射科的医生，负责辖区内病原学阴性肺结核诊断工作，定期对在治的病原学阴性肺结核病例进行讨论，及时更正过诊、误诊。

评价机构：各级结核病定点医疗机构。

指标解释：病原学阴性肺结核规范诊断率是指一定时期内结核病定点医疗机构病原学阴性肺结核患者的规范诊断人数占同期诊断的病原学阴性肺结核患者人数的比例。

计算公式：

病原学阴性肺结核规范诊断率（%）=一定时期内结核病定点医疗机构病原学阴性肺结核患者的规范诊断人数/同期诊断的病原学阴性肺结核患者人数×100%。

评价标准：目标值100%。

## 2.2 新登记结核病患者接受艾滋病病毒（HIV）抗体检测情况

工作要求：在艾滋病中、高流行地区，结核病定点医疗机构应采用“医务人员主动提供HIV检测与咨询”的方式，为新登记的结核病患者常规提供HIV抗体检测。如果患者拒绝HIV抗体检测，则在病案上签字，声明拒绝。结核病定点医疗机构医生应在患者后续的治疗随访中再次动员患者做HIV抗体检测。

评价机构：TB/HIV防治重点县（市、区）结核病定点医疗机构。

指标解释：新登记结核病患者接受艾滋病病毒抗体检测的比例是指接受艾滋病病毒抗体检测患者数占新登记结核病患者数的比例。

计算公式：

新登记结核病患者接受艾滋病病毒抗体检测的比例（%）=接受艾滋病病毒

抗体检测患者数/新登记结核病患者数×100%。

评价标准：目标值85%。

## 2.3 HIV/AIDS患者接受胸部影像学检查情况

工作要求：根据《中国结核病预防控制工作技术规范（2020年版）》和《全国结核菌/艾滋病病毒双重感染防治工作实施方案》，艾滋病防治相关机构应对新报告的HIV/AIDS患者进行结核病检查，无论其有无结核病可疑症状。对随访的HIV/AIDS患者，每年至少进行1次结核病检查；随访过程中HIV/AIDS患者若出现结核病可疑症状，应及时进行结核病检查。如艾滋病防治机构自身不具备结核病检查能力，必须转介到结核病防治机构进行结核病检查。结核病防治机构对转介的HIV/AIDS患者开展结核病检查，检查内容包括结核病病原学检查和胸部影像学检查，并将检查结果反馈给艾滋病防治机构。

评价机构：各级结核病定点医疗机构、各级疾病预防控制中心。

指标解释：HIV/AIDS患者接受胸部影像学检查率是指接受胸部影像学检查的HIV/AIDS患者占抽查HIV/AIDS患者总数的比例。

计算公式：

HIV/AIDS患者接受胸部影像学检查率（%）=接受胸部影像学检查的HIV/AIDS患者÷抽查HIV/AIDS患者总数×100%。

评价标准：目标值85%。

## 2.4 咯血住院患者接受结核病检查的比例

工作要求：咯血或血痰为肺结核可疑症状，1/3～1/2的肺结核患者有咯血症状，对出现以上可疑症状的患者，应及时进行结核病检查，主要包括抗酸杆菌涂片、结核分枝杆菌培养或结核分枝杆菌核酸检测。

评价机构：非结核病定点医疗机构。

指标解释：咯血住院患者接受结核病检查的比例指一定时期内所有咯血住院患者接受结核病检查的人数占同期咯血住院患者总数的比例。

计算公式：

咯血住院患者接受结核病检查的比例（%）=一定时期内所有咯血住院患者接受结核病检查的人数/同期咯血住院患者总数×100%。

评价标准：目标值80%。

## 2.5 单侧胸水住院患者接受结核病检查的比例

工作要求：对于存在胸水的住院患者，可进行胸水或胸膜组织病理性抗酸杆菌涂片、结核分枝杆菌培养或结核分枝杆菌核酸检测等结核病检查。结核性胸膜炎的胸水为渗出液，以单核细胞为主，胸水腺苷脱氨酶（ADA）常明显升高，通常≥40U/L。

评价机构：非结核病定点医疗机构。

指标解释：单侧胸水住院患者接受结核病检查的比例指一定时期内所有单侧胸水住院患者接受结核病检查的人数占同期单侧胸水住院患者总数的比例。

计算公式：

单侧胸水住院患者接受结核病检查的比例（%）＝一定时期内所有单侧胸水住院患者接受结核病检查的人数/同期单侧胸水住院患者总数×100%。

评价标准：目标值80%。

## 2.6 开始应用免疫抑制药物的患者治疗前接受结核病筛查的比例

工作要求：对开始接受免疫抑制药物治疗的患者均应在用药前进行结核病筛查。免疫抑制药物包括细胞毒性药物及TNF－α受体拮抗剂、IL－1受体拮抗剂、IL－6受体拮抗剂、抗CD20单克隆抗体等增加结核感染或复发风险的生物制剂。

评价机构：非结核病定点医疗机构。

指标解释：开始应用免疫抑制药物的患者治疗前接受结核病筛查的比例指一定时期内所有拟应用免疫抑制药物的患者治疗前行结核病筛查（包括胸部影像学检查、结核病相关免疫学检查或结核病病原学检查）的人数占同期拟应用免疫抑制药物的患者总数的比例。

计算公式：

开始应用免疫抑制药物的患者治疗前接受结核病筛查的比例（%）＝一定时期内所有拟应用免疫抑制药物的患者治疗前行结核病筛查（包括胸部影像学检查、结核病相关免疫学检查或结核病病原学检查）的人数/同期拟应用免疫抑制药物的患者总数×100%。

评价标准：目标值80%。

## 2.7 病原学阳性肺结核患者初诊至确诊小于7天的比例

工作要求：结核病定点医疗机构要对所有初次前来就诊的肺结核可疑症状者进行结核病检查，以便及时、准确地做出诊断，尤其是对于传染性较强的病原学阳性肺结核患者。对转诊未到位的患者，疾病预防控制中心要开展追踪，组织基层医疗机构督促并尽力确保其到结核病定点医疗机构及时诊治。

评价机构：各级结核病定点医疗机构、各级疾病预防控制中心。

指标解释：病原学阳性肺结核患者初诊至确诊小于7天的比例指一定时期内所有病原学阳性肺结核患者中初诊至确诊的时间间隔小于7天的人数占诊断为病原学阳性肺结核患者总数的比例。

计算公式：

病原学阳性肺结核患者初诊至确诊小于7天的比例（%）=一定时期内所有病原学阳性肺结核患者中初诊至确诊的时间间隔小于7天的人数/诊断为病原学阳性肺结核患者总数×100%。

评价标准：目标值80%。

# 3 治疗篇

## 3.1 利福平敏感/未知的肺结核患者标准抗结核治疗方案使用率

工作要求：对于利福平敏感/未知的肺结核患者，结核病定点医疗机构首选标准抗结核治疗方案对其进行治疗。无特殊情况下推荐使用一线抗结核药物（异烟肼、利福平、利福喷汀、吡嗪酰胺、乙胺丁醇和链霉素）进行抗结核治疗，优先选用固定剂量复合剂（FDC）。在标准抗结核治疗方案的基础上，对于有循证医学证据（药敏试验结果、临床药理学检查结果等）的患者可结合其治疗史以及合并症等具体情况，科学、慎重地调整治疗方案、疗程和药物剂量。

评价机构：市（州）和县（市、区）结核病定点医疗机构。

指标解释：利福平敏感/未知的肺结核患者标准抗结核治疗方案使用率指一定时期内结核病定点医疗机构登记的利福平敏感/未知的肺结核患者中初始方案采用标准抗结核治疗方案的患者占利福平敏感/未知的肺结核患者总数的比例。

计算公式：

利福平敏感/未知的肺结核患者标准抗结核治疗方案使用率（%）＝一定时期内结核病定点医疗机构登记的利福平敏感/未知的肺结核患者中初始方案采用标准抗结核治疗方案的患者÷利福平敏感/未知的肺结核患者总数×100%。

评价标准：目标值85%。

## 3.2 免费抗结核药物使用率

工作要求：结核病定点医疗机构应对所有被诊断的活动性肺结核患者实施免费治疗，按《中国结核病预防控制工作技术规范（2020年版）》要求，在使用抗结核药物时，应严格执行国家结核病防治规划规定的治疗方案，推荐使用固定剂量复合剂替代散装制剂进行抗结核治疗。

评价机构：各级结核病定点医疗机构（不包括儿童专科医疗机构）。

指标解释：免费抗结核药物使用率指使用政府免费抗结核药物的患者数占现场抽查患者总数的比例。固定剂量复合剂使用率指使用固定剂量复合剂患者数占现场抽查患者总数的比例。

计算公式：

免费抗结核药物使用率（%）=使用政府免费抗结核药物的患者数/现场抽查患者总数×100%。

固定剂量复合剂使用率=使用固定剂量复合剂患者数/现场抽查患者总数×100%。

评价标准：免费抗结核药物使用率目标值为90%，固定剂量复合剂使用率目标值为85%。

## 3.3 门诊治疗肺结核患者病原学随访检查率

工作要求：结核病定点医疗机构要按照国家临床路径等规范要求开展肺结核患者的病原学随访检查。对于6个月治疗方案患者，应在治疗开始后2月末、5月末、6月末留痰，进行病原学随访检查。对于非6个月治疗方案患者，应在治疗开始后2月末、疗程结束前月末、疗程结束月末留痰，进行病原学随访检查。对于2月末痰涂片阳性的利福平敏感患者，需在3月末增加1次痰涂片或痰培养检查。

评价机构：各级结核病定点医疗机构。

指标解释：门诊治疗肺结核患者病原学随访检查率是指一定时期内按要求进行随访检查的门诊治疗肺结核患者数占门诊治疗肺结核患者总数的比例。

计算公式：

门诊治疗肺结核患者病原学随访检查率（%）=一定时期内按要求进行随访检查的门诊治疗肺结核患者数/门诊治疗肺结核患者总数×100%。

评价标准：目标值100%。

## 3.4 肺结核患者治疗转归判断正确率

工作要求：当患者停止治疗时，要进行治疗转归评价。以痰涂片或痰培养检查作为肺结核患者治疗转归评价的主要依据，当前基于脱氧核糖核酸（DNA）的分子生物学方法不能作为疗效判断的依据。

评价机构：各级结核病定点医疗机构。

指标解释：肺结核患者治疗转归判断正确率是指正确判断治疗转归肺结核患者人数占抽查肺结核患者数的比例。

计算公式：

肺结核患者治疗转归判断正确率（%）=正确判断治疗转归肺结核患者人

数/抽查肺结核患者数×100%。

评价标准：目标值95%。

## 3.5 病原学阳性肺结核患者痰培养和（或）分子生物学耐药检测率

工作要求：结核病定点医疗机构要对所有病原学阳性肺结核患者进行耐药筛查。如果具备分子生物学核酸耐药检测技术，则优先采用分子生物学耐药检测。如果仅具备传统药敏试验检测技术，则对痰涂片阳性或分子生物学检测阳性的痰标本进行痰培养。

评价机构：各级结核病定点医疗机构。

指标解释：病原学阳性肺结核患者痰培养和（或）分子生物学耐药检测率是指一定时期内结核病定点医疗机构进行结核分枝杆菌痰培养和（或）分子生物学耐药检测的病原学阳性肺结核患者数占同期诊断的病原学阳性肺结核患者数的比例。

计算公式：

病原学阳性肺结核患者痰培养和（或）分子生物学耐药检测率（%）=一定时期内结核病定点医疗机构进行结核分枝杆菌痰培养和（或）分子生物学耐药检测的病原学阳性肺结核患者数/同期诊断的病原学阳性肺结核患者数×100%。

评价标准：目标值90%。

## 3.6 利福平耐药肺结核患者初始规范治疗情况

工作要求：利福平耐药肺结核患者的治疗方案分为长程治疗方案和短程治疗方案，如患者适合短程治疗方案，优先选择短程治疗方案。长程治疗方案是指至少由4种有效抗结核药物组成的18～20个月治疗方案，其分为标准化治疗方案和个体化治疗方案。短程治疗方案是9～11个月固定组合的标准化方案，治疗分为强化期和继续期。具体治疗方案参照技术规范中的要求来制定。

评价机构：各级耐药结核病定点医疗机构。

指标解释：利福平耐药肺结核患者初始规范治疗率是指一定时期内耐药结核病定点医疗机构初始接受规范化治疗方案的利福平耐药肺结构患者数占同期接受治疗的利福平耐药肺结核患者数的比例。利福平耐药肺结核患者治疗延迟率是指一定时期内耐药结核病定点医疗机构诊断后超过7天未开始治疗的利福平耐药肺结核患者数占确诊利福平耐药肺结核患者数的比例。

计算公式：

利福平耐药肺结核患者初始规范治疗率（%）=一定时期内耐药结核病定点医疗机构初始接受规范化治疗方案的利福平耐药肺结核患者数/同期接受治疗的利福平耐药肺结核患者数×100%。

利福平耐药肺结核患者治疗延迟率（%）=一定时期内耐药结核病定点医疗机构诊断后超过7天未开始治疗的利福平耐药肺结核患者数/确诊利福平耐药肺结核患者数×100%

评价标准：利福平耐药肺结核患者初始规范治疗率目标值为90%，利福平耐药肺结核患者治疗延迟率目标值为10%。

## 3.7 肺结核/利福平耐药肺结核患者随访管理率

工作要求：按照《中国结核病防治工作技术指南》，基层医生接到县（市、区）疾病预防控制中心或者结核病定点医疗机构肺结核患者管理通知后，应在72小时内见面访视患者。对于由医务人员督导服药的患者，以及由智能辅助工具、志愿者等督导服药的患者，基层医疗机构要在患者的强化期或注射期内每10天随访1次，继续期或非注射期内每1个月随访1次。做好日常访视评估管理、分类干预、结案评估等。

评价机构：基层医疗机构。

指标解释：肺结核/利福平耐药肺结核患者管理率：在考核年度内，基层医疗机构已管理的肺结核/利福平耐药肺结核患者数占辖区同期内上级结核病定点医疗机构或疾病预防控制中心通知基层医疗机构管理的肺结核/利福平耐药肺结核患者数的比例。

再抽查10例近三年内被评价机构管理且完成治疗后结案的肺结核患者档案，不足10例的全覆盖。优先抽查耐药患者，耐药患者全部纳入后再抽查非耐药患者。

肺结核/利福平耐药肺结核患者规则服药率：按照要求规则服药的肺结核/利福平耐药肺结核患者数占同期辖区内已完成治疗的的肺结核/利福平耐药肺结核患者数的比例。按照要求规则服药的患者指治疗期内实际服药次数超过应服药次数90%及以上的患者。

肺结核/利福平耐药肺结核患者规范管理率：按照要求规范管理的肺结核/利福平耐药肺结核患者数占同期辖区内已完成治疗的的肺结核/利福平耐药肺结核患者数的比例。按照要求规范管理的患者指基层医疗机构在接到患者管理通知后的72小时内进行第1次入户访视并做好现场记录，且治疗期内的随访总次数不少于应随访次数的患者，并向患者电话核实最近2次随访记录是否与病案记录相符。

计算公式：

肺结核/利福平耐药肺结核患者管理率（%）=基层医疗机构已管理的肺结核/利福平耐药肺结核患者数÷基层医疗机构收到管理通知的肺结核/利福平耐药肺结核患者数×100%。

肺结核/利福平耐药肺结核患者规则服药率（%）=按照要求规则服药的肺结核/利福平耐药肺结核患者数÷同期辖区内已完成治疗的的肺结核/利福平耐药肺结核患者数×100%。

肺结核/利福平耐药肺结核患者规范管理率（%）=按照要求规范管理的肺结核/利福平耐药肺结核患者数÷同期辖区内已完成治疗的的肺结核/利福平耐药肺结核患者数×100%。

评价标准：每个指标的目标值均为90%。

## 3.8 结核感染高危人群预防性治疗情况

工作要求：根据相关工作要求，我国推荐对4类结核感染高危人群进行预防性治疗：

（1）与病原学阳性肺结核患者密切接触的结核潜伏感染（LTBI）者（尤其是5岁以下儿童）。

（2）HIV/AIDS患者中的LTBI者。

（3）与活动性肺结核患者密切接触的学生等新近潜伏感染者。

（4）其他高危人群，如长期使用免疫抑制药物等。

评价机构：各级疾病预防控制中心。

指标解释：抽查结核感染高危人群是否进行预防性治疗。

计算公式：

结核感染高危人群预防性治疗率（%）=接受预防性治疗人数/符合预防性治疗标准人数×100%。

评价标准：目标值80%。

## 3.9 结核感染高危人群预防性治疗规范性

工作要求：结核病定点医疗机构和疾病预防控制中心需对开展预防性治疗的结核感染高危人群开展规范治疗管理。

评价机构：各级结核病定点医疗机构、各级疾病预防控制中心。

指标解释：抽查10例开展预防性治疗的高危人群病案（不足10例全部抽查），查看是否满足预防性治疗条件且经过知情同意，服药方案是否合理。

计算公式：

结核感染高危人群规范开展预防性治疗率（%）＝规范开展预防性治疗人数/预防性治疗人数×100%。

评价标准：目标值90%。

# 防控篇 4

## 4.1 医疗机构基本情况

工作要求：按照《四川省卫生健康委和四川省教育厅关于切实落实学校结核病防控措施进一步提升工作质量的通知》（川卫重传函〔2022〕22号文件）相关要求，结核病防治中心要明确有专（兼）职人员负责结核病防治工作。市（州）疾病预防控制中心要明确有至少3名专职防控人员和2名专（兼）职检验人员。市（州）结核病定点医疗机构要明确有至少2名专（兼）职医生和2名专（兼）职检验人员。县（市、区）疾病预防控制中心要明确有至少2名专职防控人员和1名专（兼）职检验人员。县（市、区）结核病定点医疗机构要明确有至少2名专（兼）职医生和1名专（兼）职检验人员。对于独立结核病防治科室或结核病专科门诊、结核病床数量、实验室检测能力，以及是否开展痰涂片检查、痰培养检查、药敏试验、结核分枝杆菌核酸检测及耐药基因检测，现场查看资料并现场评估。

评价机构：各级结核病定点医疗机构、各级疾病预防控制中心。

指标解释：此指标考查结核病防治机构人员配备、结核病科室建设、结核病床、实验室检测能力等基本情况。

评价标准：目标值100%。

## 4.2 实验室基本资质核查情况

工作要求：根据《中国结核病预防控制工作技术规范（2020年版）》，结核病常规检测包括涂片镜检、分离培养、菌种鉴定、药敏试验等。常规检测中的涂片镜检、分离培养、菌种鉴定需要在分区合理、布局良好并符合生物安全二级防护要求的实验室进行，药敏试验需在加强型生物安全二级实验室进行。生物安全二级、加强型生物安全二级实验室的建设、布局、设备、条件和要求等参照《生物安全实验室建筑技术规范》（GB50346—2011）、《病原微生物实验室生物安全通用准则》（WS233—2017）。

开展结核分枝杆菌核酸检测及结核分枝杆菌耐药相关基因检测的实验室应按照《医疗机构临床基因扩增检验实验室管理办法》《医疗机构临床基因扩增检验

实验室工作导则》的要求设置。实验室一般分为四个区，即试剂配制区、样本制备区、扩增检测区和产物分析区。根据采用的方法、仪器的功能及具体操作等，在保证检测质量、不出现污染的情况下，区域可适当合并。检测过程中样本处理和核酸提取应在符合生物安全二级防护要求的实验室进行。

结核病定点医疗机构应在生物安全二级或以上级别的实验室开展结核病常规检测与分子检测的样本处理和核酸提取工作。结核病定点医疗机构建议具备结核病专用实验室，分子实验室应获得临床基因扩增实验室资质，开展结核分枝杆菌基因扩增检测项目的人员需具有聚合酶链式反应（PCR）检测资质。市（州）疾病预防控制中心必须具有结核病专用实验室，如果结核病定点医疗机构需向疾病预防控制中心运送结核分枝杆菌菌株，需具有菌株运输资格。如果市（州）疾病预防控制中心需向省级疾病预防控制中心运输菌株，亦需具有菌株运输资格。

评价机构：各级结核病定点医疗机构、市（州）疾病预防控制中心。

指标解释：现场查看证书、生物安全备案等。从事结核病检测工作的实验室基本资质包括生物安全二级实验室备案、临床基因扩增实验室资质、人员 PCR 检测资质、菌株运输资格等。

评价标准：目标值 100%。

## 4.3　医疗机构结核感染控制组织管理评价

工作要求：根据《医院感染管理办法》《医院感染预防与控制评价规范》（WST592—2018）的要求，住院床位总数在 100 张以上的医院应当设立医院感染管理委员会和独立的医院感染管理部门，住院床位总数在 100 张以下的医院应当指定分管医院感染管理工作的部门，其他医疗机构应当有医院感染管理专（兼）职人员，建立感染预防与控制工作体系，建立结核感染预防与管理机制，组织制订结核感染预防与控制计划，制订人才资源及发展计划，落实结核感染预防与控制的监控与评价，开展医务人员结核感染和患病监测。在各类医疗机构中应开展相应的组织管理活动。

评价机构：各类医疗机构。

指标解释：通过查阅医疗机构的规章制度、计划和记录等相关资料，对医疗机构管理者及感染控制科、公共卫生科等相关科室中负责感染控制的人员进行访谈。医疗机构结核感染控制组织管理开展率是指组织管理相关工作项目数占应开展项目数的比例。

计算公式：

医疗机构结核感染控制组织管理开展率（%）＝组织管理相关工作项目数/

应开展项目数×100%。

评价标准：目标值100%。

## 4.4 门诊区域结核感染控制现场评价

工作要求：医疗机构门诊部应按肠道疾病、肝炎、呼吸道疾病等分设不同区域。结核门诊应设置候诊室（区）、诊治室、留痰室和办公室等区域，有明确标识，布局合理，设置醒目，相对独立，通风良好，流程合理，具有消毒隔离条件和必要的防护用品。候诊室（区）应与医务人员工作区分开布置，患者通道相对独立，避免与医务人员及其他就诊患者使用一个通道。

评价机构：各级医疗机构。

指标解释：门诊区域结核感染控制措施落实率是指结核感染控制措施在门诊落实项目数占应落实项目数的比例。

计算公式：

门诊区域结核感染控制措施落实率（%）=结核感染控制措施在门诊落实项目数/应落实项目数×100%。

评价标准：目标值100%。

## 4.5 病房结核感染控制现场评价

工作要求：县（市、区）结核病定点医疗机构设置独立结核病病区或专用病房，市（州）结核病定点医疗机构设置独立结核病区，耐多药结核病区（房）与普通结核病区（房）分开，并有明显标识。应区分清洁区、半污染区和污染区（高风险区域），应将污染区置于下风向，有条件的机构设置门禁系统。病区通道设置要符合医院感染控制要求，有条件的结核病定点医疗机构可以设立层流负压耐多药结核病房与重症监护病房（ICU）。病区（房）保持充足的自然通风或机械通风，具备紫外线消毒或空气消毒设施设备，配备非手触式水龙头开关和卫生手消毒设施。应设立医务人员通道和患者通道，医务人员通道设在清洁区一端，患者通道设在污染区一端，在不同的清洁等级区域之间应设缓冲间。

评价机构：各级结核病定点医疗机构。

指标解释：病房结核感染控制措施落实率是指病房结核感染控制措施落实项目数占应落实项目数的比例。

计算公式：

病房结核感染控制措施落实率（%）=病房结核感染控制措施落实项目数/应落实项目数×100%。

评价标准：目标值100%。

## 4.6 实验室生物安全核查情况

工作要求：在开展病原微生物检测过程中，为避免病原微生物对实验室人员及周围环境造成危害，应采取必要的管理和防护措施，以达到对人、检测样品和环境的安全防护。根据《中国结核病防治工作技术指南》《中国结核病预防控制工作技术规范（2020年版）》，结核病实验室生物安全需达到以下要求：建立较完整的生物安全制度或有生物安全手册；实验室分区合理并满足工作需要；实验室人员在现场核查前的一年内需经过生物安全相关培训；使用生物安全柜进行痰标本检测；生物安全柜定期检测；患者标本最好由结核病门诊和病区的护士统一运送；痰涂片和（或）痰培养室的通风量最好能达到12ACH；工作人员个人防护符合要求；操作可能潜在存在结核分枝杆菌的检测项目时应使用N95呼吸装置并按照使用要求更换；个人防护穿戴满足三级防护要求；医疗废弃物应在24小时内进行高压蒸汽灭菌处理；待灭菌物品应临时存放在专门的医疗废弃物存放间；高压灭菌流程满足要求（温度121℃，时间30分钟，每次进行高压灭菌效果监测等）；压力蒸汽灭菌器根据使用频率定期检定（压力表半年一检，安全阀一年一检）；消毒用的紫外线灯每月定期清洁，每次使用有时间记录，进行季度照度监测并根据需要及时更换；用于台面或地面等物体表面的消毒液需有效（记录浓度、配制时间及方法、作用时间等）；生物安全实验室需有访问限制并进行记录；正确张贴生物安全实验室标识；样本/菌株保存与管理规范；有专用冰箱且冰箱温度在设定范围内（4℃或−20℃）。

评价机构：各级结核病定点医疗机构、各级疾病预防控制中心。

指标解释：实验室生物安全合格率是指实验室满足生物安全要求的项目数占要求项目数的比例。生物安全要求指标通过核查实验室的安全手册、制度，现场观察，查询高压灭菌记录、消毒记录、有关证书等获得，根据工作要求判断是否合格。

计算公式：

实验室生物安全合格率（%）=实验室满足生物安全要求的项目数/要求项目数×100%。

评价标准：目标值达到80%及以上，符合要求。未达标机构需进行整改，并确保在半年内达到要求。

## 4.7 学校肺结核单病例预警响应信息准确性核实

工作要求：国家传染病自动预警信息系统对年龄为“3～24岁”和人群分类为“幼托儿童”“学生”“教师”的肺结核报告病例进行单病例预警，县（区）接到预警信号后24小时内核实病例身份并在预警系统中勾选“是否为疑似事件”。

评价机构：县（市、区）疾病预防控制中心。

指标解释：现场查看“学生年龄段/教师肺结核患者信息核查表”，抽查5名信息核查表中的人群分类不是“幼托儿童”“学生”“教师”者（不足5名全部抽查），现场电话核实是否为“幼托儿童”“学生”“教师”。抽查5名信息核查表中的人群分类为“幼托儿童”“学生”“教师”者（不足5名全部抽查），并与国家传染病自动预警信息系统中的数据进行比对。电话核实是否为“幼托儿童”“学生”“教师”并现场查看是否有现场疫情处置告知书。

计算公式：

学校肺结核单病例预警响应信息准确率（%）＝（信息核查表中的人群分类为幼托儿童或学生或教师且电话核实为幼托儿童或学生或教师的人数＋信息核查表中的人群分类不是幼托儿童或学生或教师且电话核实不是幼托儿童或学生或教师的人数）/10×100%。

评价标准：目标值90%。

## 4.8 外地学生肺结核患者跨区域协查情况

工作要求：疾病预防控制中心按照要求在学生患者确诊后3天内对学校在外地的学生肺结核患者发送跨区域协查函。

评价机构：县（市、区）疾病预防控制中心。

指标解释：将该疾病预防控制中心半年内发送外地的学生肺结核患者跨区域协查函与结核病专报系统登记的跨区域学生结核病患者信息进行比对，查看3天内发出跨区域协查函人数占抽查外地学生跨区域协查总人数的比例。

计算公式：

外地学生肺结核患者跨区域协查及时率（%）＝3天内发出跨区域协查函人数/抽查外地学生跨区域协查总人数×100%。

评价标准：目标值90%。

## 4.9　学校结核病疫情监测分析和疫情处置报告撰写情况

工作要求：按照属地化管理原则，县（市、区）疾病预防控制中心要扎实开展学校结核病疫情监测，做到“每周汇总、每月分析”，对2例及以上结核病聚集性疫情规范开展疫情处置并及时完成疫情处置报告。当一所学校出现10例及以上结核病病例或有构成结核病突发公共卫生事件风险时，必须有专家研判和讨论记录。

评价机构：各级疾病预防控制中心。

指标解释：查阅半年的疫情监测分析记录和疫情处置记录，计算现场查看到的学校结核病疫情监测分析和疫情处置报告占应完成的学校结核病疫情监测分析和疫情处置报告的比例。

计算公式：

学校结核病疫情监测分析和疫情处置报告完成率（%）=现场查看到的学校结核病疫情监测分析和疫情处置报告/应完成的学校结核病疫情监测分析和疫情处置报告×100%。

评价标准：目标值90%。

## 4.10　学校密切接触者规范筛查率

工作要求：学校发生结核病疫情时，疾病预防控制中心指导学校及时规范地开展密切接触者筛查工作。

评价机构：各级疾病预防控制中心。

指标解释：现场抽取本年度本地区最近3起学校结核病散发病例的第一轮密切接触者筛查记录，利用“学校结核病患者接触者筛查一览表”进行核查，根据不同年龄的筛查方式进行评价，计算学校密切接触者规范筛查率。

计算公式：

学校密切接触者规范筛查率（%）=（15岁以下接触者规范筛查人数+15岁及以上接触者规范筛查人数）/（15岁以下接触者应筛查人数+15岁及以上接触者应筛查人数）×100%。

评价标准：目标值90%。

## 4.11 学生结核病防治核心知识知晓率/效果评价

工作要求：根据健康促进相关工作要求，学生的结核病防治核心知识知晓率需达到90%以上。

评价机构：各级各类学校。

指标解释：采用现场随机问卷调查30名学生的结核病防治核心知识，计算答对题数占总题数的比例。

计算公式：

学生结核病防治核心知识知晓率=答对题数/总题数×100%。

评价标准：目标值90%。

## 4.12 新生体检规范筛查率

工作要求：《四川省遏制结核病行动实施方案（2019—2022年）》要求“寄宿制初中一年级新生、高中和高校一年级新生入学结核病筛查比例达到100%”。

评价机构：各级各类学校。

指标解释：随机抽查6个新生班级的体检原始资料，不足6个班级的全部抽查，计算新生体检规范筛查人数占抽查总新生人数的比例。

计算公式：

新生体检规范筛查率（%）=新生体检规范筛查人数/抽查总新生人数×100%。

评价标准：目标值100%。

## 4.13 教职工体检规范筛查率

工作要求：结合健康体检，每年对教职工开展结核病可疑症状筛查和胸部X线检查，新入职员工必须在入职前完成。教职工每年健康体检可与新生入学体检同步进行。

评价机构：各级各类学校。

指标解释：查阅学校教职工原始体检表、汇总表等资料，核查教职工是否进行结核病症状筛查和胸部X线检查或胸部CT检查，计算教职工体检规范筛查人数占抽查总教职工人数的比例。

计算公式：

教职工体检规范筛查率（%）=教职工体检规范筛查人数/抽查总教职工人数×100%。

评价标准：目标值100%。

## 4.14　学生晨午检、因病缺勤和病因追踪工作完成情况

工作要求：各级各类学校要严格按照《学校结核病防控工作规范（2017版）》《中国学校结核病防控工作指南（2020版）》及学校传染病防控、“两案九制”的要求，落地落细学生晨午检、因病缺勤和病因追踪等工作。

评价机构：各级各类学校。

指标解释：查看该校一学期内的晨检记录表，抽查10例因咳嗽、发热、咯血、胸痛等症状请假的学生信息，不足10例的全部查看，后续是否开展完整的因病缺勤和病因追踪，计算开展完整因病缺勤和病因追踪例数占抽查总数的比例。

计算公式：

晨午检、因病缺勤和病因追踪工作完成率（%）=开展完整因病缺勤和病因追踪例数/抽查总数×100%。

评价标准：目标值90%。

## 4.15　学校结核病患者规范开具休学证明情况

工作要求：各级结核病定点医疗机构要认真做好学校结核病患者的诊断、报告、治疗，以及规范开具休学证明和患者随访管理工作。

评价机构：各级结核病定点医疗机构。

指标解释：抽取结核病定点医疗机构半年内开具的10份休学证明（不足10份的全部查看）。核查：①基本信息（姓名、性别、年龄、身份证号码、学校名称、户籍地址、现住址等）是否填写规范；②治疗情况（诊断日期、诊断结果、休学）。计算学校结核病患者规范开具休学证明例数占抽查总数的比例。

计算公式：

学校结核病患者规范开具休学证明率（%）=学校结核病患者规范开具休学证明例数/抽查总数×100%。

评价标准：目标值90%。

## 4.16 学校结核病患者开具复学证明规范率

工作要求：结核病定点医疗机构要认真做好学校结核病患者的诊断、报告、治疗，以及规范开具复学证明和患者随访管理工作。

评价机构：各级结核病定点医疗机构。

指标解释：随机抽取结核病定点医疗机构半年内开具的 10 份复学证明（不足 10 份的全部查看）。核查：①复学证明的基本信息（姓名、性别、年龄、身份证号码、学校名称、户籍地址、现住址等）；②治疗情况（治疗前诊断结果、治疗前医疗结构名称及治疗时间、复学类型等）；③休学时间是否填写规范。计算学校结核病患者规范开具复学证明例数占抽查总数的比例。

计算公式：

学校结核病患者开具复学证明规范率（%）=学校结核病患者规范开具复学证明例数/抽查总数×100%。

评价标准：目标值 90%。

## 4.17 学校规范休复学（课）管理情况

工作要求：学校要严格管理学生结核病患者休复学，对每个休复学学生，学校结核病疫情报告人要会同班主任或班级卫生员逐一核实休复学证明的真实性，严格落实“该休学的立即休学，达到复学要求的方能复学”。学校教职工结核病患者的休复课管理，参照学生休复学管理要求执行。

评价机构：各级各类学校。

指标解释：查阅学校上学期（如该学期无结核病患者则向前推一个学期）的休复学（课）证明、教务处手续和晨午检（教师考勤）记录，休复学证明各抽查 10 份，不足 10 份的全部查看。查看休复学（课）证明是否为结核病定点医疗机构开具的规范证明，休学（课）时间是否足够。计算学校休复学（课）证明规范例数占抽查总数的比例。

计算公式：

学校规范休复学（课）管理率（%）=学校休复学（课）证明规范例数/抽查总数×100%。

评价标准：目标值 90%。

# 附　录

## 1　发现篇

**附表1－1　实验室室间质评开展情况表**

<table>
<tr><td colspan="14">评价机构名称：<br>评价对象：各级结核病定点医疗机构、各级疾病预防控制中心<br>评价方法：现场查看结核病实验室最近一年的参加室间质评的资料，如盲法复检的反馈文件以及熟练度测试、能力验证的证书等</td></tr>
<tr><td colspan="7">痰涂片镜检盲法复检参加情况</td><td colspan="7">结核分枝杆菌核酸检测能力验证参加情况</td></tr>
<tr><td colspan="5">参加盲法复检</td><td>未参加</td><td>NA（不涉及）</td><td colspan="5">参加能力验证</td><td>未参加</td><td>NA（不涉及）</td></tr>
<tr><td colspan="5">评价单位：</td><td rowspan="4"></td><td rowspan="4"></td><td colspan="5">评价单位：</td><td rowspan="4"></td><td rowspan="4"></td></tr>
<tr><td colspan="2">评价结果</td><td colspan="3">不合格的改进措施及记录</td><td colspan="2">评价结果</td><td colspan="3">不合格的改进措施及记录</td></tr>
<tr><td>合格</td><td>不合格</td><td>有</td><td>无</td><td>NA（不涉及）</td><td>合格</td><td>不合格</td><td>有</td><td>无</td><td>NA（不涉及）</td></tr>
<tr><td></td><td></td><td></td><td></td><td></td><td></td><td></td><td></td><td></td><td></td></tr>
<tr><td colspan="7">表型药敏试验熟练度测试参加情况</td><td colspan="7">结核分枝杆菌耐药基因检测能力验证参加情况</td></tr>
<tr><td colspan="5">参加熟练度测试</td><td>未参加</td><td>NA（不涉及）</td><td colspan="5">参加能力验证</td><td>未参加</td><td>NA（不涉及）</td></tr>
<tr><td colspan="5">评价单位：</td><td rowspan="4"></td><td rowspan="4"></td><td colspan="5">评价单位：</td><td rowspan="4"></td><td rowspan="4"></td></tr>
<tr><td colspan="2">评价结果</td><td colspan="3">不合格的改进措施及记录</td><td colspan="2">评价结果</td><td colspan="3">不合格的改进措施及记录</td></tr>
<tr><td>合格</td><td>不合格</td><td>有</td><td>无</td><td>NA（不涉及）</td><td>合格</td><td>不合格</td><td>有</td><td>无</td><td>NA（不涉及）</td></tr>
<tr><td></td><td></td><td></td><td></td><td></td><td></td><td></td><td></td><td></td><td></td></tr>
<tr><td colspan="14">评价结果：<br>实验室检测项目参加室间质评的比例（%）＝参加室间质评的实验室检测项目数量/应参加室间质评的实验室检测项目数量×100%<br>参加室间质评的结核病检测项目合格的比例（%）＝参加室间质评合格的实验室检测项目数量/参加室间质评的实验室检测项目数量×100%</td></tr>
</table>

**附表 1－2　痰标本及涂片镜检质量指标现场核查样本抽取情况表**

<table>
<tr><td colspan="7">评价机构名称：<br>评价对象：各级结核病定点医疗机构<br>评价方法：现场通过查询样本接收登记本、涂片镜检登记本或 LIS，抽取检查 5 例初诊患者和 5 例 2 月末随访患者的痰标本性状及涂片镜检相关信息</td></tr>
<tr><td>序号</td><td>患者姓名/编号</td><td>标本号</td><td>痰标本性状</td><td>痰标本接收日期及时间</td><td>痰涂片镜检结果报告日期及时间</td><td>痰涂片镜检报告结果</td></tr>
<tr><td rowspan="3"></td><td rowspan="3"></td><td>标本 1</td><td></td><td></td><td></td><td></td></tr>
<tr><td>标本 2</td><td></td><td></td><td></td><td></td></tr>
<tr><td>标本 3</td><td></td><td></td><td></td><td></td></tr>
<tr><td rowspan="3"></td><td rowspan="3"></td><td>标本 1</td><td></td><td></td><td></td><td></td></tr>
<tr><td>标本 2</td><td></td><td></td><td></td><td></td></tr>
<tr><td>标本 3</td><td></td><td></td><td></td><td></td></tr>
<tr><td rowspan="3"></td><td rowspan="3"></td><td>标本 1</td><td></td><td></td><td></td><td></td></tr>
<tr><td>标本 2</td><td></td><td></td><td></td><td></td></tr>
<tr><td>标本 3</td><td></td><td></td><td></td><td></td></tr>
<tr><td rowspan="3"></td><td rowspan="3"></td><td>标本 1</td><td></td><td></td><td></td><td></td></tr>
<tr><td>标本 2</td><td></td><td></td><td></td><td></td></tr>
<tr><td>标本 3</td><td></td><td></td><td></td><td></td></tr>
<tr><td rowspan="3"></td><td rowspan="3"></td><td>标本 1</td><td></td><td></td><td></td><td></td></tr>
<tr><td>标本 2</td><td></td><td></td><td></td><td></td></tr>
<tr><td>标本 3</td><td></td><td></td><td></td><td></td></tr>
<tr><td colspan="7">评价结果：<br>痰标本合格率＝一定时期内接收的合格痰标本数/该时期内实验室收到的总痰标本数×100％<br>初诊患者痰涂片镜检阳性率（％）＝痰涂片镜检阳性的初诊患者数/抽查初诊患者数×100％<br>初诊患者痰涂片中低阳性级别结果比例（％）＝低阳性级别（实际条数/300 视野及 $1^+$）结果的痰涂片数/抽取的阳性痰涂片总数×100％<br>随访患者痰涂片镜检阳性率（％）＝痰涂片镜检阳性的随访患者数/开展痰涂片镜检的随访患者数×100％<br>痰涂片镜检实验室周转时间＝痰涂片出报告结果时间－实验室接收痰标本时间</td></tr>
</table>

填表说明：痰标本合格率、初诊患者痰涂片镜检阳性率、随访患者痰涂片镜检阳性率查一个季度的总数据。痰标本接收时间如仅能查询到日期，则粗略计算痰涂片镜检实验室周转时间。

**附表 1-3 分离培养质量指标现场核查样本抽查情况表**

评价机构名称：
评价对象：各级结核病定点医疗机构
评价方法：现场通过查询分离培养登记本或 LIS，抽取检查 10 例开展分离培养的标本的相关信息

| 序号 | 患者姓名/编号 | 痰涂片镜检结果 | 痰标本接收时间 | 痰标本结核分枝杆菌分离培养报告结果时间 | 培养结果 | 菌种鉴定 |
|---|---|---|---|---|---|---|
| | | | | | | |
| | | | | | | |
| | | | | | | |
| | | | | | | |
| | | | | | | |
| | | | | | | |
| | | | | | | |
| | | | | | | |
| | | | | | | |
| | | | | | | |
| | | | | | | |
| | | | | | | |
| | | | | | | |
| | | | | | | |
| | | | | | | |
| | | | | | | |

评价结果：
分枝杆菌分离培养阳性率（%）=分离培养阳性患者数/开展分离培养患者总数×100%
结核分枝杆菌分离培养阳性率（%）=分离培养阳性且鉴定为结核分枝杆菌的患者数/开展分离培养阳性患者总数×100%
痰涂片镜检阳性标本培养阳性率（%）=痰涂片镜检阳性且分离培养阳性的标本数/痰涂片阳性且开展分离培养的标本数×100%
分离培养污染率（%）=分离培养发生污染的培养管（基）/开展分离培养的总培养管（基）数×100%
分离培养实验室周转时间=痰标本分离培养结果报告时间－实验室痰标本接收时间

填表说明：

（1）痰涂片镜检结果：填写痰涂片阳性级别高的结果。

（2）痰标本结核分枝杆菌分离培养报告结果：填写阳性级别高的结果。

（3）上述抽取的用于核查涂片镜检的标本若同时开展分离培养，可使用同一病例。

（4）结核分枝杆菌分离培养阳性率、痰涂片镜检阳性标本培养阳性率、分离培养污染率查一个季度的总数据。

**附表 1－4　表型药敏试验质量抽查表**

<table>
<tr><td colspan="6">评价机构名称：<br>评价对象：市（州）结核病定点医疗机构<br>评价方法：现场通过查询表型药敏试验登记本或 LIS，抽取检查 10 例开展表型药敏试验的标本的相关信息</td></tr>
<tr><td>序号</td><td>患者姓名/编号</td><td>结核分枝杆菌阳性结果报告时间</td><td>表型药敏试验结果报告时间</td><td>MDR/RR－TB检测结果</td><td>备注</td></tr>
<tr><td></td><td></td><td></td><td></td><td></td><td></td></tr>
<tr><td></td><td></td><td></td><td></td><td></td><td></td></tr>
<tr><td></td><td></td><td></td><td></td><td></td><td></td></tr>
<tr><td></td><td></td><td></td><td></td><td></td><td></td></tr>
<tr><td></td><td></td><td></td><td></td><td></td><td></td></tr>
<tr><td></td><td></td><td></td><td></td><td></td><td></td></tr>
<tr><td></td><td></td><td></td><td></td><td></td><td></td></tr>
<tr><td></td><td></td><td></td><td></td><td></td><td></td></tr>
<tr><td></td><td></td><td></td><td></td><td></td><td></td></tr>
<tr><td></td><td></td><td></td><td></td><td></td><td></td></tr>
<tr><td></td><td></td><td></td><td></td><td></td><td></td></tr>
<tr><td></td><td></td><td></td><td></td><td></td><td></td></tr>
<tr><td></td><td></td><td></td><td></td><td></td><td></td></tr>
<tr><td></td><td></td><td></td><td></td><td></td><td></td></tr>
<tr><td></td><td></td><td></td><td></td><td></td><td></td></tr>
<tr><td></td><td></td><td></td><td></td><td></td><td></td></tr>
<tr><td colspan="6">评价结果：<br>表型药敏试验 MDR/RR－TB 检出率（%）＝通过表型药敏试验检出 MDR/RR－TB 患者数/开展表型药敏试验患者总数×100%<br>因污染而缺失药敏试验结果率（%）＝因污染而缺失药敏试验结果的菌株数/开展表型药敏试验的总数×100%<br>因对照培养基菌落生长不足或未生长而缺失药敏试验结果率（%）＝因对照培养基菌落生长不足或未生长而缺失药敏试验结果的菌株数/开展表型药敏试验的总数×100%<br>表型药敏试验实验室周转时间＝表型药敏试验结果报告时间－分离培养阳性时间</td></tr>
</table>

填表说明：表型药敏试验 MDR/RR－TB 检出率、因污染而缺失药敏试验结果率、因对照培养基菌落生长不足或未生长而缺失药敏试验结果率查一个季度的总数据。

**附表 1-5　结核分枝杆菌核酸检测质量抽查表**

评价机构名称：
评价对象：各级结核病定点医疗机构
评价方法：现场通过查询结核分枝杆菌核酸检测登记本或 LIS，抽取检查 10 例开展结核分枝杆菌核酸检测的标本相关信息

| 序号 | 患者姓名/编号 | 标本接收时间 | 检测时间 | 结果报告时间 | 结核分枝杆菌核酸检测报告结果 |
|---|---|---|---|---|---|
| | | | | | |
| | | | | | |
| | | | | | |
| | | | | | |
| | | | | | |
| | | | | | |
| | | | | | |
| | | | | | |
| | | | | | |
| | | | | | |
| | | | | | |
| | | | | | |
| | | | | | |
| | | | | | |
| | | | | | |
| | | | | | |

评价结果：
结核分枝杆菌核酸检测阳性率（%）=结核分枝杆菌核酸检测阳性患者数/开展结核分枝杆菌核酸检测的患者总数×100%
结核分枝杆菌核酸检测实验室周转时间=报告结核分枝杆菌核酸检测的时间－实验室收到痰标本的时间

填表说明：

（1）若使用 Xpert MTB/RIF 技术，则结果登记为“阴性”“MTB 检出率极低 ”“MTB 检出率低 ”“MTB 检出率中等”“MTB 检出率高”。

（2）若使用其他技术，则结果登记为“MTB 阳性”或“MTB 阴性”。

（3）如仅能查询到日期，则粗略计算实验室周转时间。

（4）结核分枝杆菌核酸检测阳性率查一个季度的总数据。

## 附表 1－6　结核分枝杆菌耐药基因检测质量抽查表

评价机构名称：
评价对象：各级结核病定点医疗机构
评价方法：现场通过查询结核分枝杆菌耐药基因检测登记本或 LIS，抽取检查 10 例开展结核分枝杆菌耐药基因检测的标本相关信息

| 序号 | 患者姓名/编号 | 标本接收时间 | 检测时间 | 结果报告时间 | 结核分枝杆菌核酸检测结果 | 利福平耐药检测结果 | 异烟肼耐药检测结果 |
|---|---|---|---|---|---|---|---|
| | | | | | | | |
| | | | | | | | |
| | | | | | | | |
| | | | | | | | |
| | | | | | | | |
| | | | | | | | |
| | | | | | | | |
| | | | | | | | |
| | | | | | | | |
| | | | | | | | |
| | | | | | | | |
| | | | | | | | |
| | | | | | | | |
| | | | | | | | |
| | | | | | | | |
| | | | | | | | |

评价结果：
结核分枝杆菌耐药基因检测 MDR/RR－TB 检出率（%）＝采用耐药基因检测的 MDR/RR－TB 检出患者数/开展结核分枝杆菌耐药基因检测的患者总数×100%
结核分枝杆菌耐药基因检测实验室周转时间＝报告结核分枝杆菌耐药基因检测的时间－实验室收到痰标本的时间

填表说明：

（1）结核分枝杆菌核酸检测实验室周转时间指实验室自接收到痰标本至报告结核分枝杆菌核酸检测结果的时间间隔（参考范围为 24～48 小时）。

（2）结核分枝杆菌核酸检测结果为“MTB”“未检测到 MTB”“NTM”。

（3）利福平耐药检测结果、异烟肼耐药检测结果分别填写“R”“S”。

（4）如仅能查询到日期，则粗略计算实验室周转时间。

（5）结核分枝杆菌耐药基因检测 MDR/RR－TB 检出率查一个季度的总数据。

**附表 1-7　实验室痰涂片镜检盲法复检覆盖比例情况表**

<table>
<tr><td colspan="2">实验室名称：<br>评价对象：市（州）疾病预防控制中心<br>评价方法：从“专报系统”导出该市（州）填报的开展痰涂片镜检工作的机构数量，在现场核查上一年度按要求开展盲法复检的机构数量<br>评价结果：实验室盲法复检覆盖比例（%）＝规范参加盲法复检的实验室数量/开展痰涂片镜检工作的实验室总数×4×100%</td></tr>
<tr><td>辖区内开展痰涂片镜检工作的机构数量（个）</td><td>开展盲法复检的机构次数（次）</td></tr>
<tr><td></td><td></td></tr>
<tr><td colspan="2">调查结果：（　）%</td></tr>
</table>

填表说明：盲法复检应每季度开展 1 次，所以分母为开展痰涂片镜检工作的机构数量×4。

**附表 1-8　报告信息准确率抽查表**

<table>
<tr><td colspan="5">评价机构名称：<br>评价对象：各级结核病定点医疗机构、非结核病定点医疗机构、基层医疗机构<br>数据来源：“传染病监测系统”—“监测报告管理”—“患者管理”—“患者追踪收治”模块<br>数据导出：按“地区/单位—报告地区—四川××市/县—××机构（抽查机构名称）”“日期类别—录入日期—××（评价时间在上半年，选择上年全年；评价时间在下半年，选择当年1月1日至评价当日）”，其他选项默认，点击“病例报告信息”导出。该项数据可提前准备好，打印出来作为附表<br>抽查数量：每家医疗机构随机抽查 10 张，不足 10 张的全覆盖<br>评价方法：核查传染病报告卡信息是否填写正确：①基本信息（姓名、年龄、联系电话）；②人群分类；③现住详细地址确为实际居住地；④疾病诊断和病例分类的对应关系正确（如病原学阳性、利福平耐药仅能对应确诊病例）。前 3 项需与患者电话核实<br>填表方法：①～④任意一项不符合判定为不符合，将不符合项对应序号填写在表中</td></tr>
<tr><td>序号</td><td>传染病报告卡编号</td><td>姓名</td><td>不符合项（记录序号）</td><td>备注</td></tr>
<tr><td>示例</td><td>×××××××××××</td><td>××</td><td>②③</td><td>②报告卡上人群分类为农民，实际是学生；<br>③现住址不是实际居住地</td></tr>
<tr><td></td><td></td><td></td><td></td><td></td></tr>
<tr><td></td><td></td><td></td><td></td><td></td></tr>
<tr><td></td><td></td><td></td><td></td><td></td></tr>
<tr><td></td><td></td><td></td><td></td><td></td></tr>
<tr><td></td><td></td><td></td><td></td><td></td></tr>
<tr><td colspan="5">评价结果：抽查传染病报告卡（　）张，存在不符合项（　）张。报告信息准确率（%）＝全部关键信息均填报准确的报告卡数/抽查总报告卡数×100%</td></tr>
</table>

**附表 1-9 学校患者信息填报规范率抽查表**

评价机构名称：
评价对象：各级结核病定点医疗机构、非结核病定点医疗机构、基层医疗机构
数据来源：“传染病监测系统”—“监测报告管理”—“患者管理”—“患者追踪收治”模块
数据导出：按“地区/单位—报告地区—四川××市/县—××机构（抽查机构名称）”“日期类别—录入日期—××（评价时间在上半年，选择上年全年；评价时间在下半年，选择当年1月1日至评价当日）”“人群分类—学生、幼托儿童、教师”，其他选项默认，点击“病例报告信息”导出。该项数据可提前准备好，打印出来作为附表
抽查数量：每家医疗机构随机抽查10张，不足10张的全覆盖
评价方法：①核查学校/幼托机构名称是否规范（必填，且学校名称必须是能在电子地图或搜索引擎上查到的官方名称，需完整填写包括校区、学院、专业、年级、班级等在内的信息）；②核查联系电话是否规范（必填，且为11位标准号码）
填表方法：①②任何一项不完整判定为不规范，做好记录

| 序号 | 传染病报告卡编号 | 姓名 | 不规范项（记录序号） | 备注 |
|---|---|---|---|---|
| 示例 | ×××××××× | ×× | ① | ①学校名称不完整，缺少年级 |
| | | | | |
| | | | | |
| | | | | |
| | | | | |
| | | | | |
| | | | | |
| | | | | |
| | | | | |
| | | | | |
| | | | | |
| | | | | |
| | | | | |
| | | | | |
| | | | | |
| | | | | |
| | | | | |

评价结果：抽查传染病报告卡（ ）张，存在不规范项（ ）张。学校患者信息填报规范率（%）=信息填报规范的报告卡数/抽查总报告卡数×100%

**附表 1-10　学生患者身份报告真实率抽查表**

评价机构名称：
评价对象：各级结核病定点医疗机构、非结核病定点医疗机构、基层医疗机构
数据来源："传染病监测系统"—"监测报告管理"—"患者管理"—"患者追踪收治"模块
数据导出：按"地区/单位—报告地区—四川××市/县—××机构（抽查机构名称）""日期类别—录入日期—××（评价时间在上半年，选择上年全年；评价时间在下半年，选择当年1月1日至评价当日）"，其他选项默认，导出病例报告。该项数据可提前准备好，打印出来作为附表
抽查数量：每家医疗机构随机抽查10张，不足10张的全覆盖
评价方法：对"年龄"（3～24岁）、"人群分类"为非"学生"及非"幼托儿童"的病例，电话联系本人核实
填表方法：电话核实职业与所填不符即为不真实，做好记录

| 序号 | 传染病报告卡编号 | 姓名 | 是否真实 | 备注<br>（注明核实后的人群分类） |
|---|---|---|---|---|
| | | | | |
| | | | | |
| | | | | |
| | | | | |
| | | | | |
| | | | | |
| | | | | |
| | | | | |
| | | | | |
| | | | | |
| | | | | |
| | | | | |
| | | | | |
| | | | | |
| | | | | |
| | | | | |
| | | | | |

评价结果：抽查传染病报告卡（　）张，存在不真实项（　）张。学生患者身份报告真实率（%）=身份真实的报告卡数/抽查总报告卡数×100%

**附表1—11　肺结核和疑似肺结核患者报告率抽查表**

评价机构名称：
评价对象：各级结核病定点医疗机构、非结核病定点医疗机构、基层医疗机构
数据来源：医院HIS/LIS、传染病报告系统
数据导出：在HIS/LIS中，以“TB”或“结核”为关键词检索，检索某段时间内（评价时间在上半年，检索时间选择上年全年；评价时间在下半年，检索时间选择当年）本院诊断的肺结核患者和疑似肺结核患者并抄录下表所需信息。门诊患者检索诊断结果，住院患者检索出院诊断，影像科选择CT和X线片的检查结果，实验室从涂片、培养、分子生物学检查中选择阳性结果
抽查数量：每家医疗机构随机抽查20例，门诊、住院、影像科和实验室各5例，不足5例的全覆盖
评价方法：核查报卡机构/报卡部门是否有以上人员的传染病报告卡信息，登录本院的传染病报告账号，输入患者姓名等信息查询是否有传染病报告卡。由影像科和实验室发现的肺结核患者和疑似肺结核患者若有临床医生明确的排除依据，则不需要报卡，否则必须报卡
填表方法：“诊断日期、诊断科室、患者姓名、性别、年龄、身份证号”从医院HIS/LIS中抄录。“传染病报告卡编号、人群分类、报卡日期”从传染病信息系统抄录。可做好电子表格后打印出来作为附表

| 序号 | 诊断日期 | 诊断科室 | 资料来源 | 患者姓名 | 性别 | 年龄 | 身份证号 | 传染病报告卡编号 | 人群分类 | 报卡日期 |
| --- | --- | --- | --- | --- | --- | --- | --- | --- | --- | --- |
| | | | | | | | | | | |
| | | | | | | | | | | |
| | | | | | | | | | | |
| | | | | | | | | | | |
| | | | | | | | | | | |
| | | | | | | | | | | |
| | | | | | | | | | | |
| | | | | | | | | | | |
| | | | | | | | | | | |
| | | | | | | | | | | |
| | | | | | | | | | | |
| | | | | | | | | | | |
| | | | | | | | | | | |
| | | | | | | | | | | |
| | | | | | | | | | | |

评价结果：抽查患者（　）例，已报告（　）例。肺结核患者和疑似肺结核患者报告率（%）=一定时期内某地区医疗机构填报传染病报告卡的肺结核患者和疑似肺结核患者数/同期发现肺结核患者和疑似肺结核患者数×100%

**附表 1-12　传染病报告卡转诊率抽查表**

评价机构名称：
评价对象：各级结核病定点医疗机构（非结核门诊）、非结核病定点医疗机构
数据来源：医院 HIS
数据导出：在疾病诊断中以“TB”或“结核”为关键词，检索某段时间内（评价时间在上半年，检索时间选择上年全年；评价时间在下半年，检索时间选择当年）本院诊断的结核病患者并抄录下表所需信息。门诊患者检索诊断结果，住院患者检索出院诊断
抽查数量：每家医疗机构随机抽查 10 例，涵盖呼吸内科等非结核门诊和住院患者，不足 10 例的全覆盖
评价方法：核查报卡机构/报卡部门是否有转诊记录（转诊单等）

| 序号 | 诊断科室 | 姓名 | 身份证号 | 是否转诊（有转诊记录视为已转诊） | 备注 |
|---|---|---|---|---|---|
| | | | | | |
| | | | | | |
| | | | | | |
| | | | | | |
| | | | | | |
| | | | | | |
| | | | | | |
| | | | | | |
| | | | | | |
| | | | | | |
| | | | | | |
| | | | | | |
| | | | | | |
| | | | | | |
| | | | | | |
| | | | | | |
| | | | | | |
| | | | | | |
| | | | | | |
| | | | | | |

评价结果：抽查患者总数（　）例，已转诊患者数（　）例。传染病报告卡转诊率（%）＝已转诊的患者数/应转诊患者总数×100%

填表说明：若无转诊记录，具体情况请填入备注中。

## 附表 1－13 传染病报告卡到位真实率抽查表

评价机构名称：
评价对象：县（市、区）疾病预防控制中心、县（市、区）结核病定点医疗机构
数据来源：传染病监测系统、医院 HIS
数据导出：按“地区/单位—现住址—四川××市/县”“日期类别—录入日期—××（评价时间在上半年，选择上年全年；评价时间在下半年，选择当年 1 月 1 日至评价前 1 个月）”，其他选项默认，分别点击“病例报告信息”和“追踪信息”并导出数据。以“传染病报告卡编号”为匹配字段，将“追踪信息”表中的“追踪单位”“追踪情况”“初诊机构”合并到“病例报告信息”中
①筛选“疾病诊断”不包括“其他疾病（排除肺结核）”，“收治状态”为“到位未收治”，“追踪单位”为评价机构，“追踪情况”为“追踪到位”和“转诊到位”的报告卡
②取消①中的筛选条件后，重新筛选“疾病诊断”为“其他疾病（排除肺结核）”，“追踪地区”为被评价的县（市、区）的报告卡
抽查数量：在①中随机抽查 5 张（不足 5 张的全部抽查），在②中随机抽查 5 张（不足 5 张的全部抽查）
评价方法：查阅 HIS、追踪信息登记本、初诊患者登记本、病案记录、实验室检查结果等资料。核查到位是否真实：①中的病例在评价对象中是否有就诊记录，到位未收治的原因；核查诊断排除是否真实：②中的病例在评价对象中是否有留档的排除依据（本院或外院支撑诊断排除的检查、诊疗记录等）
填表方法：将①中未查到就诊记录和②中未查到就诊记录和确切排除依据的填写在下表

抽查记录①（到位是否真实）

| 序号 | 传染病报告卡编号 | 姓名 | 追踪单位 | 是否有就诊记录 | 到位未收治原因 |
|---|---|---|---|---|---|
| 示例 | ×××× | ×× | ×××× | | |
| | | | | | |
| | | | | | |
| | | | | | |
| | | | | | |

抽查记录②（诊断排除是否真实）

| 序号 | 传染病报告卡编号 | 姓名 | 追踪单位 | 初诊机构 | 是否有就诊记录 | 诊断排除的依据 |
|---|---|---|---|---|---|---|
| 示例 | ×××× | ××× | ×××× | ×××× | | |
| | | | | | | |
| | | | | | | |
| | | | | | | |
| | | | | | | |

评价结果：抽查传报卡（ ）张，真实到位（ ）张。传染病报告卡到位真实率（%）＝真实到位（包括真实排除）的传染病报告卡数量/抽查的传染病报告卡总数×100%

**附表 1－14　传染病报告卡追踪规范率抽查表**

评价机构名称：
评价对象：县（市、区）疾病预防控制中心
数据来源："传染病监测系统"—"监测报告管理"—"患者管理"—"患者追踪收治"模块
数据导出：按"地区/单位—现住址—四川××市/县""日期类别—录入日期—××（评价时间在上半年，选择上年全年；评价时间在下半年，选择当年 1 月 1 日至评价前 1 个月）"，其他选项默认，分别点击"病例报告信息"和"追踪信息"并导出数据。以"传染病报告卡编号"为匹配字段，将"追踪信息"表中的"追踪单位""追踪情况""到位日期""住院日期""出院日期""排除日期""初诊机构""追踪信息备注"等内容合并到"病例报告信息"中
评价方法：以下资料可提前准备好，并在现场查看对应资料
(1) 重卡删除是否规范：对"追踪情况"，勾选"重卡"进行筛选，查看"追踪信息备注"或者"删除原因"是否标注保留传染病报告卡编号或卡片 ID，未标注的为重卡删除不规范
(2) 传染病报告卡诊断排除是否填报规范：对"疾病诊断"，勾选"其他疾病（排除肺结核）"进行筛选，查看"备注""初诊机构"中是否填写定点医疗机构名称，未填写或填写的不是定点医疗机构的为传染病报告卡诊断排除不规范
(3) 是否持续住院：①筛选"住院日期"和"出院日期"均填写的，计算其间隔天数即为住院时间，住院时间超过 30 天为持续住院；②筛选"住院日期"已填写但"出院日期"未填写的，计算"住院日期"与导出传染病报告卡的日期间隔，日期间隔超过 30 天为持续住院；③筛选"住院日期"晚于传染病报告卡"录入日期"15 天及以上的，视为持续住院
(4) 是否真实追踪：现场查看"肺结核患者或疑似肺结核患者追踪情况登记本"，对比无追踪记录的，视为非真实追踪。重卡删除的核查保留的传染病报告卡是否正确（是否为同一人，是否符合重复报告的判定要求），诊断排除的核查是否有排除诊断的佐证资料（如病情证明等）
抽查数量：前 3 项为全部导出数据，第 4 项随机抽查 10 例，不足 10 例的全覆盖
填表方法：①～④项有任何一项不满足均为追踪不规范（①重卡删除不规范；②填报不规范；③持续住院；④未真实追踪），填入下表（注：如果传染病报告卡不涉及重卡删除、诊断排除、持续住院等情况，则可记录为该项目操作规范）

抽查记录（不符合）：

| 序号 | 传染病报告卡编号 | 姓名 | 不规范之处 | 备注 |
|---|---|---|---|---|
| 示例 | ×××××× | ××× | ①重卡删除不规范 | |
| | | | | |
| | | | | |
| | | | | |
| | | | | |
| | | | | |
| | | | | |

评价结果：抽查患者（　）例。传染病报告卡追踪规范率（%）＝符合追踪要求的患者数/应追踪患者总数×100%。

**附表1－15 肺结核患者密切接触者筛查情况抽查表**

评价机构名称：
评价对象：各级结核病定点医疗机构、基层医疗机构、县（市、区）疾病预防控制中心
评价方法：现场查看近一年登记的肺结核患者密切接触者筛查登记表，抽取5例患者，查看其密切接触者3次（首次、半年、一年）筛查记录情况。电话询问并核实密切接触者数量、筛查方式、筛查次数、筛查结果、是否到医疗机构接受进一步检查等

| 患者姓名 | 登记密切接触人数 | 实际密切接触人数 | 症状筛查人数 | 接受胸部X线检查/潜伏感染检测筛查人数 | 筛查结果异常人数 | 到定点医疗机构接受检查人数 | 确诊肺结核人数 | 规范筛查人数 | 存在问题 | 备注 |
|---|---|---|---|---|---|---|---|---|---|---|
| | | | | | | | | | | |
| | | | | | | | | | | |
| | | | | | | | | | | |
| | | | | | | | | | | |
| | | | | | | | | | | |
| | | | | | | | | | | |
| | | | | | | | | | | |
| | | | | | | | | | | |
| | | | | | | | | | | |
| | | | | | | | | | | |
| | | | | | | | | | | |
| | | | | | | | | | | |

评价结果：
肺结核患者密切接触者筛查率（%）＝密切接触者中接受至少1次筛查的人数/抽查密切接触者总人数×100%
肺结核患者密切接触者规范筛查率（%）＝密切接触者中规范完成筛查的人数/抽查密切接触者总人数×100%
肺结核患者密切接触者筛查异常结果规范处置率（%）＝筛查结果异常并规范转诊处置的人数/抽查密切接触者中筛查结果异常的总人数×100%

填表说明：

（1）筛查结果异常：症状筛查、潜伏感染检测、胸部X线检查等结果中任一项异常则判定筛查结果异常，必须到结核病定点医疗机构接受进一步检查。

（2）规范筛查：密切接触者按时完成3次（首次、半年、一年）症状筛查、至少1次潜伏感染检测与胸部X线检查（15岁以下按照学生筛查相关要求执行）。

（3）规范转诊处置：筛查结果异常的密切接触者转诊到结核病定点医疗机构接受检查并有检查结果、追踪结果记录。

**附表 1-16　老年人肺结核可疑症状筛查情况抽查表**

评价机构名称：
评价对象：基层医疗机构、县（市、区）疾病预防控制中心
评价方法：从基本公共卫生系统中抽查参加本年度体检的 10 名 65 岁及以上老年人的体检表记录，查看肺结核可疑症状筛查的相关信息，电话随访 5 名老年人核实筛查方式、是否转诊、转诊结果等情况

| 序号 | 姓名 | 是否进行肺结核可疑症状筛查 | 是否进行胸部X线检查 | 筛查时间 | 筛查结果有无异常 | 是否开具“双向转诊单” | 转诊结果 | 存在问题 | 备注 |
|---|---|---|---|---|---|---|---|---|---|
| | | | | | | | | | |
| | | | | | | | | | |
| | | | | | | | | | |
| | | | | | | | | | |
| | | | | | | | | | |
| | | | | | | | | | |
| | | | | | | | | | |
| | | | | | | | | | |
| | | | | | | | | | |
| | | | | | | | | | |
| | | | | | | | | | |
| | | | | | | | | | |
| | | | | | | | | | |
| | | | | | | | | | |
| | | | | | | | | | |

评价结果：老年人肺结核可疑症状筛查率（%）＝老年人本年度规范完成肺结核可疑症状筛查管理的人数/抽查老年人总人数×100%

填表说明：

（1）肺结核可疑症状者为 2017 年《国家基本公共卫生服务规范〈第三版〉》中健康体检表里选择“7 慢性咳嗽”“8 咳嗽”“25 其他（咯血、血痰）”者。

（2）本指标的核查应在本年度老年人年度体检完成后进行。

（3）筛查结果异常：症状筛查、潜伏感染检测、胸部 X 线检查等结果中任一项异常则判定筛查结果异常，必须到结核病定点医疗机构接受进一步检查。

（4）老年人的规范筛查管理：参加年度体检的 65 岁及以上老年人完成肺结核可疑症状筛查，对筛查结果有异常者开具“双向转诊单”并有转诊结果记录。

**附表 1－17　糖尿病患者肺结核可疑症状筛查情况抽查表**

评价机构名称：
评价对象：基层医疗机构、县（市、区）疾病预防控制中心
评价方法：从 HIS 抽取新确诊的糖尿病患者或基本公共卫生系统中纳入社区管理的 10 例糖尿病患者，查看门诊新确诊的糖尿病患者和纳入管理的糖尿病患者上一季度随访记录是否开展肺结核可疑症状筛查或胸部 X 线检查，有肺结核可疑症状或胸部 X 线检查异常患者是否转诊。电话随访 5 名患者核实筛查方式、是否转诊、转诊结果等情况

| 序号 | 患者姓名 | 是否进行肺结核可疑症状筛查 | 是否进行胸部X线检查 | 筛查时间 | 筛查结果有无异常 | 是否开具“双向转诊单” | 转诊结果 | 存在问题 | 备注 |
|---|---|---|---|---|---|---|---|---|---|
| | | | | | | | | | |
| | | | | | | | | | |
| | | | | | | | | | |
| | | | | | | | | | |
| | | | | | | | | | |
| | | | | | | | | | |
| | | | | | | | | | |
| | | | | | | | | | |
| | | | | | | | | | |
| | | | | | | | | | |
| | | | | | | | | | |
| | | | | | | | | | |
| | | | | | | | | | |
| | | | | | | | | | |
| | | | | | | | | | |
| | | | | | | | | | |

评价结果：糖尿病患者肺结核可疑症状筛查率（%）＝门诊新确诊糖尿病患者、社区管理糖尿病患者上季度随访中完成肺结核可疑症状筛查的人数/抽查糖尿病患者总人数×100%

填表说明：

（1）本指标的核查应在本年度糖尿病季度随访完成后进行。

（2）筛查结果异常：症状筛查、潜伏感染检测、胸部 X 线检查等结果中任一项异常则判定筛查结果异常，必须到结核病定点医疗机构接受进一步检查。

（3）糖尿病患者的规范筛查管理：门诊新确诊糖尿病患者、纳入社区管理糖尿病患者完成肺结核可疑症状筛查，对筛查结果有异常者开具“双向转诊单”并有转诊结果记录。

**附表 1－18 学校结核病体检机构人员培训情况抽查表**

<table>
<tr><td colspan="3">评价机构名称：<br>评价对象：开展结核病体检机构、县（市、区）疾病预防控制中心<br>评价方法：现场查看培训资料，包括但不限于培训通知、签到册、现场影像资料、培训日程、会议记录及考核机制等</td></tr>
<tr><td rowspan="2">评价项目</td><td colspan="2">评价结果</td></tr>
<tr><td>是</td><td>否</td></tr>
<tr><td>是否有培训通知</td><td></td><td></td></tr>
<tr><td>是否有签到册</td><td></td><td></td></tr>
<tr><td>是否有现场影像资料</td><td></td><td></td></tr>
<tr><td>是否有培训日程和会议记录</td><td></td><td></td></tr>
<tr><td>是否有考核机制</td><td></td><td></td></tr>
<tr><td colspan="3">评价结果：评价项目的结果均为“是”，视为规范开展体检机构人员培训；评价项目的结果存在“否”，视为不规范开展</td></tr>
</table>

填表说明：现场查看培训资料，能提供评价项目的资料在评价结果处勾选“是”，如不能提供则勾选“否”。

# 2　诊断篇

**附表 2－1　病原学阴性肺结核规范诊断率抽查表**

<table>
<tr><td colspan="7">评价机构名称：<br>评价对象：市（州）和县（市、区）结核病定点医疗机构<br>评价方法：现场查看最近诊断的 10 例病原学阴性肺结核患者病案（不足 10 例则全部抽取），查看其是否开展痰涂片、痰培养或分子生物学检查，县（市、区）结核病定点医疗机构查看是否有病原学阴性肺结核患者诊断专家组讨论记录</td></tr>
<tr><td>序号</td><td>姓名</td><td>痰检情况</td><td>痰检结果</td><td>是否有专家组讨论记录</td><td>讨论结果</td><td>备注</td></tr>
<tr><td></td><td></td><td></td><td></td><td></td><td></td><td></td></tr>
<tr><td colspan="7">评价结果：病原学阴性肺结核规范诊断率（%）=一定时期内结核病定点医疗机构病原学阴性肺结核患者的规范诊断人数/同期诊断的病原学阴性肺结核患者人数×100%</td></tr>
</table>

填表说明：

（1）痰检情况填写开展项目编号：①痰涂片＋痰培养；②痰涂片＋分子生物学检查；③痰涂片＋痰培养＋分子生物学检查。

（2）县（市、区）结核病定点医疗机构查看专家组讨论记录。

**附表 2－2　新登记结核病患者接受艾滋病病毒抗体检测情况抽查表**

<table>
<tr><td colspan="4">评价机构名称：<br>评价对象：TB/HIV 防治重点县（市、区）结核病定点医疗机构<br>评价方法：现场查看最近诊断的 10 例结核病患者病案，核查其艾滋病病毒抗体检查情况，没有开通 HIS 的单位查阅纸质病案</td></tr>
<tr><td>序号</td><td>结核病患者登记号</td><td>是否接受艾滋病病毒抗体检测</td><td>未检测原因</td></tr>
<tr><td></td><td></td><td></td><td></td></tr>
<tr><td></td><td></td><td></td><td></td></tr>
<tr><td></td><td></td><td></td><td></td></tr>
<tr><td></td><td></td><td></td><td></td></tr>
<tr><td></td><td></td><td></td><td></td></tr>
<tr><td></td><td></td><td></td><td></td></tr>
<tr><td></td><td></td><td></td><td></td></tr>
<tr><td></td><td></td><td></td><td></td></tr>
<tr><td colspan="4">评价结果：新登记结核病患者接受艾滋病病毒抗体检测的比例（%）=接受艾滋病病毒抗体检测患者数/新登记结核病患者数×100%</td></tr>
</table>

填表说明：本指标仅限 TB/HIV 防治重点县（市、区），具体名单参见《四川省疾病预防控制中心关于印发四川省结核分枝杆菌/艾滋病病毒双重感染防治工作方案的通知》（川疾发〔2023〕170 号）。

**附表 2－3　HIV/AIDS 患者接受胸部影像学检查情况抽查表**

评价机构名称：
评价对象：各级结核病定点医疗机构、各级疾病预防控制中心
评价方法：通过中国疾病预防控制信息系统，抽取上一年可随访到的 10 例 HIV/AIDS 患者名单，核查其接受胸部影像学检查情况，不足 10 例则全部抽取

| 序号 | 患者登记号 | 是否接受胸部影像学检查 | 检查结果 |
| --- | --- | --- | --- |
| | | | |
| | | | |
| | | | |
| | | | |
| | | | |
| | | | |
| | | | |
| | | | |
| | | | |
| | | | |
| | | | |
| | | | |
| | | | |
| | | | |
| | | | |
| | | | |
| | | | |
| | | | |
| | | | |
| | | | |
| | | | |
| | | | |

评价结果：HIV/AIDS 患者接受胸部影像学检查率（%）＝接受胸部影像学检查的 HIV/AIDS 患者÷抽查 HIV/AIDS 患者总数×100%

填表说明：邀请艾滋病防治机构配合填写，胸部影像学检查结果可由结核病防治机构或艾滋病防治机构提供。

### 附表 2-4　咯血住院患者接受结核病检查情况抽查表

评价机构名称：

评价对象：非结核病定点医疗机构

评价方法：从医院 HIS 与 LIS 中导出最近 10 例本次出院诊断中有“咯血”字样的患者病案资料，核查结核病检查相关信息

| 序号 | 患者姓名 | 患者诊断 | 抗酸杆菌涂片 | 结核分枝杆菌培养 | 结核分枝杆菌核酸检测 | 是否接受结核病相关检查 | 是否填报传染病报告卡 |
|---|---|---|---|---|---|---|---|
| | | | | | | | |
| | | | | | | | |
| | | | | | | | |
| | | | | | | | |
| | | | | | | | |
| | | | | | | | |
| | | | | | | | |
| | | | | | | | |
| | | | | | | | |
| | | | | | | | |
| | | | | | | | |
| | | | | | | | |
| | | | | | | | |
| | | | | | | | |
| | | | | | | | |
| | | | | | | | |
| | | | | | | | |
| | | | | | | | |

评价结果：咯血住院患者接受结核病检查的比例（%）=一定时期内所有咯血住院患者接受结核病检查的人数/同期咯血住院患者总数×100%

填表说明：

（1）患者诊断：填本次住院出院诊断。

（2）在抗酸杆菌涂片、结核分枝杆菌培养、结核分枝杆菌核酸检测栏填写“是”或“否”。

（3）是否接受结核病检查：抗酸杆菌涂片、结核分枝杆菌培养、结核分枝杆菌核酸检测三项之中有一项为“是”，即视为进行了结核病相关检查。

**附表 2-5　单侧胸水住院患者接受结核病检查情况抽查表**

| 评价机构名称：<br>评价对象：非结核病定点医疗机构<br>评价方法：从医院 HIS 中导出最近 10 例本次出院诊断中有“胸水”字样的患者病案资料并通过查阅病历（双侧胸水除外），核查结核病检查相关信息 | | | | | | | |
|---|---|---|---|---|---|---|---|
| 序号 | 患者姓名 | 患者诊断 | 胸水或痰结核病原学检查 | 胸水 ADA 检查 | 结核病相关免疫学检查 | 是否接受结核病相关检查 | 是否填报传染病报告卡 |
| | | | | | | | |
| | | | | | | | |
| | | | | | | | |
| | | | | | | | |
| | | | | | | | |
| | | | | | | | |
| | | | | | | | |
| | | | | | | | |
| | | | | | | | |
| | | | | | | | |
| | | | | | | | |
| | | | | | | | |
| | | | | | | | |
| 评价结果：单侧胸水住院患者接受结核病检查的比例（%）=一定时期内所有单侧胸水住院患者接受结核病检查的人数/同期单侧胸水住院患者总数×100% | | | | | | | |

填表说明：

（1）患者诊断：填本次住院出院诊断。

（2）胸水或痰结核病原学检查、胸水 ADA 检查以及结核病相关免疫学检查：应该在相应检查栏填写“是”或“否”。

（3）胸水或痰结核病原学检查：胸水或痰标本进行抗酸杆菌涂片、结核分枝杆菌培养、结核分枝杆菌核酸检测。患者接受一项或多项检查均填写“是”。

（4）胸水 ADA 检查：胸水腺苷脱氨酶检查。患者接受检查则填写“是”，否则填写“否”。

（5）结核病相关免疫学检查：结核菌素皮肤试验（包括结核菌素纯蛋白衍生物、重组结核杆菌融合蛋白两种试剂）、γ干扰素释放试验等免疫学检查。患者接受一项或多项检查均填写“是”。

（6）胸水或痰结核病原学检查、胸水 ADA 检查以及结核病相关免疫学检查三项之中有一项为“是”，即视为进行了结核病相关检查。

**附表 2-6　开始应用免疫抑制药物的患者治疗前接受结核病筛查情况抽查表**

<table>
<tr><td colspan="8">评价机构名称：<br>评价对象：非结核病定点医疗机构<br>评价方法：从医院 HIS 中查询近 5 例开始使用免疫抑制药物的患者病案资料，核查结核病筛查情况</td></tr>
<tr><td>序号</td><td>患者姓名</td><td>患者诊断</td><td>胸部影像学检查</td><td>结核病病原学检查</td><td>结核病相关免疫学检查</td><td>是否接受结核病筛查</td><td>是否填报传染病报告卡</td></tr>
<tr><td></td><td></td><td></td><td></td><td></td><td></td><td></td><td></td></tr>
<tr><td></td><td></td><td></td><td></td><td></td><td></td><td></td><td></td></tr>
<tr><td></td><td></td><td></td><td></td><td></td><td></td><td></td><td></td></tr>
<tr><td></td><td></td><td></td><td></td><td></td><td></td><td></td><td></td></tr>
<tr><td></td><td></td><td></td><td></td><td></td><td></td><td></td><td></td></tr>
<tr><td></td><td></td><td></td><td></td><td></td><td></td><td></td><td></td></tr>
<tr><td></td><td></td><td></td><td></td><td></td><td></td><td></td><td></td></tr>
<tr><td></td><td></td><td></td><td></td><td></td><td></td><td></td><td></td></tr>
<tr><td></td><td></td><td></td><td></td><td></td><td></td><td></td><td></td></tr>
<tr><td></td><td></td><td></td><td></td><td></td><td></td><td></td><td></td></tr>
<tr><td></td><td></td><td></td><td></td><td></td><td></td><td></td><td></td></tr>
<tr><td></td><td></td><td></td><td></td><td></td><td></td><td></td><td></td></tr>
<tr><td></td><td></td><td></td><td></td><td></td><td></td><td></td><td></td></tr>
<tr><td></td><td></td><td></td><td></td><td></td><td></td><td></td><td></td></tr>
<tr><td></td><td></td><td></td><td></td><td></td><td></td><td></td><td></td></tr>
<tr><td colspan="8">评价结果：开始应用免疫抑制药物的患者治疗前接受结核病筛查的比例（%）＝一定时期内所有拟应用免疫抑制药物的患者治疗前行结核病筛查（包括胸部影像学检查、结核病相关免疫学检查或结核病病原学检查）的人数/同期拟应用免疫抑制药物的患者总数×100%</td></tr>
</table>

填表说明：

（1）患者诊断：填本次出院诊断。

（2）胸部影像学检查：胸部 X 线检查、胸部 CT 检查。患者接受任一项或多项检查均填写“是”。

（3）结核病病原学检查：抗酸杆菌涂片、结核分枝杆菌培养、结核分枝杆菌核酸检测。患者接受一项或多项检查均填写“是”。

（4）结核病相关免疫学检查：结核菌素皮肤试验、γ 干扰素释放试验、结核血清学检查。患者接受一项或多项检查均填写“是”。

（5）患者完成以上任一项，即视为进行了结核病筛查。

**附表 2-7　病原学阳性肺结核患者初诊至确诊小于 7 天的比例情况抽查表**

评价机构名称：
评价对象：各级结核病定点医疗机构、各级疾病预防控制中心
评价方法：现场查看最近诊断的 10 例病原学阳性肺结核患者初诊登记记录和患者病案，核对就诊信息

| 序号 | 患者姓名 | 初诊时间 | 确诊时间 | 初诊至确诊肺结核时间间隔是否小于 7 天 |
|---|---|---|---|---|
| | | | | |
| | | | | |
| | | | | |
| | | | | |
| | | | | |
| | | | | |
| | | | | |
| | | | | |
| | | | | |
| | | | | |
| | | | | |
| | | | | |
| | | | | |
| | | | | |
| | | | | |
| | | | | |
| | | | | |
| | | | | |
| | | | | |
| | | | | |

评价结果：病原学阳性肺结核患者初诊至确诊小于 7 天的比例（%）＝所有病原学阳性肺结核患者中初诊至确诊的时间间隔小于 7 天的人数/诊断为病原学阳性肺结核患者总数×100%

填表说明：

（1）确诊时间以第一份结核病病原学检查报告时间为准，填写格式为××××年××月××日。

（2）初诊至确诊时间间隔是否小于 7 天：小于 7 天填“是”，大于或等于 7 天填“否”。

# 3 治疗篇

**附表 3－1 利福平敏感/未知的肺结核患者标准抗结核治疗方案使用率抽查表**

评价机构名称：
评价对象：市（州）和县（市、区）结核病定点医疗机构
评价方法：现场抽查该地区前 3 个月内结案的 10 例利福平敏感/未知的肺结核患者病案资料，核对患者治疗信息

| 序号 | 患者姓名 | 体重（kg） | 诊断 | 强化期抗结核药物及剂量 | | | | | | 继续期抗结核药物及剂量 | | | | | 合并症/并发症 | 是否使用标准抗结核治疗方案 |
|---|---|---|---|---|---|---|---|---|---|---|---|---|---|---|---|---|
| | | | | 服药时间 | 药品 | | | | | 服药时间 | 药品 | | | | | |
| | | | | | H（mg） | R（mg） | Z（mg） | E（mg） | 其他（mg） | | H（mg） | R（mg） | E（mg） | 其他（mg） | | |
| | | | | | | | | | | | | | | | | |
| | | | | | | | | | | | | | | | | |
| | | | | | | | | | | | | | | | | |
| | | | | | | | | | | | | | | | | |
| | | | | | | | | | | | | | | | | |
| | | | | | | | | | | | | | | | | |
| | | | | | | | | | | | | | | | | |
| | | | | | | | | | | | | | | | | |
| | | | | | | | | | | | | | | | | |
| | | | | | | | | | | | | | | | | |
| | | | | | | | | | | | | | | | | |

评价结果：利福平敏感/未知的肺结核患者标准抗结核治疗方案使用率（%）＝一定时期内结核病定点医疗机构登记的利福平敏感/未知的肺结核患者中初始方案采用标准抗结核治疗方案的患者÷利福平敏感/未知的肺结核患者总数×100%

填表说明：

（1）如患者使用固定剂量复合制剂（FDC），计算各种药品含量并填入相应栏。

（2）服药时间以月计算。

（3）标准抗结核治疗方案必须同时满足如下①～③：①治疗方案采用标准抗结核治疗方案 A：肺结核（异烟肼敏感或未知），2HRZE/4HR（2 月末痰菌不阴转，强化期延长 1 个月为 3HRZE/4HR）；方案 B：肺结核（异烟肼耐药），6－9RZELf×（或 6－9RZE），Lf×（左氧氟沙星）；方案 C：结核性胸膜炎，2HRZE/7HRE（重症患者治疗方案为 2HRZE/10HRE）；方案 D：气管支气管结核、肺结核合并肺外结核，2HRZE/10HRE。②用药剂量：按千克体重足量用药。③用法：口服用药。

（4）合并症/并发症指影响抗结核药物使用的相关疾病，病案中有病程记录或检查异常结果化验单，填写具体病名。

**附表 3-2　免费抗结核药物使用率核查表**

评价机构名称：
评价对象：市（州）和县（市、区）结核病定点医疗机构（不包括儿童专科医疗机构）
评价方法：现场抽查该地区前 6 个月内诊断的 10 例利福平敏感/未知的肺结核患者病案资料，查看患者病案信息，核对纸质患者领药表格

| 序号 | 患者姓名 | 是否使用政府免费抗结核药物 | 是否使用 FDC | 未使用 FDC 的原因 | 备注 |
| --- | --- | --- | --- | --- | --- |
| | | | | | |
| | | | | | |
| | | | | | |
| | | | | | |
| | | | | | |
| | | | | | |
| | | | | | |
| | | | | | |
| | | | | | |
| | | | | | |
| | | | | | |
| | | | | | |
| | | | | | |
| | | | | | |
| | | | | | |
| | | | | | |
| | | | | | |
| | | | | | |
| | | | | | |
| | | | | | |
| | | | | | |

评价结果：
免费抗结核药物使用率（%）=使用政府免费抗结核药物的患者数/现场抽查患者总数×100%
固定剂量复合剂使用率=使用固定剂量复合剂患者数/现场抽查患者总数×100%

填表说明：

（1）在治疗强化期全程使用免费药物，包括散装药物和 FDC，则认定为使用免费药物。

（2）治疗过程中，使用过 FDC，则认定为使用 FDC。

**附表 3–3　门诊治疗肺结核患者病原学随访检查率抽查表**

评价机构名称：
评价对象：市（州）和县（市、区）结核病定点医疗机构
评价方法：现场抽取近期完成疗程的 10 例门诊治疗肺结核患者病案，核查其随访资料

| 序号 | 患者登记号 | 患者姓名 | 诊断分类 | 时间（月） | | | | 备注 | 是否规范随访检查 |
|---|---|---|---|---|---|---|---|---|---|
| | | | | 2（3）月末 | 5（11）月末 | 6（12）月末 | 7（13）月末 | | |
| | | | | | | | | | |
| | | | | | | | | | |
| | | | | | | | | | |
| | | | | | | | | | |
| | | | | | | | | | |
| | | | | | | | | | |
| | | | | | | | | | |
| | | | | | | | | | |
| | | | | | | | | | |
| | | | | | | | | | |
| | | | | | | | | | |
| | | | | | | | | | |
| | | | | | | | | | |
| | | | | | | | | | |
| | | | | | | | | | |
| | | | | | | | | | |

评价结果：门诊治疗肺结核患者病原学随访检查率（%）＝按要求进行随访检查的门诊治疗肺结核患者数 /门诊治疗肺结核患者总数×100%

填表说明：

（1）诊断分类填写编号：①肺组织结核；②气管支气管结核；③结核性胸膜炎；④其他。

（2）肺组织结核疗程 6 个月（2 月末涂片阳性患者需在 3 月末增加 1 次涂片或培养，疗程 7 个月），随访时间为治疗后 2（3）个月、5 个月、6（7）个月；气管支气管结核和结核性胸膜炎随访时间为治疗后（2 月末涂片阳性患者需在 3 月末增加 1 次涂片或培养，疗程 13 个月），随访时间为治疗后 2（3）个月、11 个月、12（13）个月，其他分类根据实际用药方案在备注中填写随访检查情况。

（3）核酸检测不能作为疗效判定指标，未进行痰涂片或痰培养检查视为未规范随访检查，缺失 1 次随访检查结果视为未完成随访。

**附表 3-4　肺结核患者治疗转归判断正确率抽查表**

评价机构名称：
评价对象：市（州）和县（市、区）结核病定点医疗机构
评价方法：现场通过中国疾病预防控制中心信息系统，选择距现场评价时间最近的已完成疗程的肺结核患者 10 名，记录系统登记转归结果，抽取患者门诊治疗病案，核查其病案

| 序号 | 患者姓名 | 年龄 | 系统治疗转归 | 病案治疗转归 | 是否有最后一次查痰结果 | 转归判断是否准确 | 备注 |
|---|---|---|---|---|---|---|---|
| | | | | | | | |
| | | | | | | | |
| | | | | | | | |
| | | | | | | | |
| | | | | | | | |
| | | | | | | | |
| | | | | | | | |
| | | | | | | | |
| | | | | | | | |
| | | | | | | | |
| | | | | | | | |
| | | | | | | | |
| | | | | | | | |
| | | | | | | | |
| | | | | | | | |
| | | | | | | | |
| | | | | | | | |
| | | | | | | | |
| | | | | | | | |
| | | | | | | | |
| | | | | | | | |
| | | | | | | | |

评价结果：存在不符合项（　）。肺结核患者治疗转归判断正确率（%）=正确判断治疗转归肺结核患者人数/抽查肺结核患者数×100%

填表说明：符合《中国结核病预防控制工作技术规范（2020 年版）》转归判定标准的患者在“转归判断是否准确”栏填“是”，不符合患者填“否”。

**附表 3-5 病原学阳性肺结核患者痰培养和（或）分子生物学耐药检测率抽查表**

评价机构名称：
评价对象：市（州）和县（市、区）结核病定点医疗机构
评价方法：抽查 10 名病原学阳性肺结核患者病案

| 序号 | 患者姓名 | 是否进行痰培养 | 痰培养结果 | 是否进行分子生物学耐药检测 | 分子生物学耐药检测结果 |
|---|---|---|---|---|---|
| | | | | | |
| | | | | | |
| | | | | | |
| | | | | | |
| | | | | | |
| | | | | | |
| | | | | | |
| | | | | | |
| | | | | | |
| | | | | | |
| | | | | | |
| | | | | | |
| | | | | | |
| | | | | | |
| | | | | | |
| | | | | | |
| | | | | | |
| | | | | | |
| | | | | | |
| | | | | | |
| | | | | | |
| | | | | | |

评价结果：病原学阳性肺结核患者痰培养和（或）分子生物学耐药检测率（%）=一定时期内结核病定点医疗机构进行结核分枝杆菌痰培养和（或）分子生物学耐药检测的病原学阳性肺结核患者数/同期诊断的病原学阳性肺结核患者数×100%

填表说明：是否进行痰培养、分子生物学耐药检测，在相应栏填写“是”或“否”。

**附表 3-6 利福平耐药肺结核患者初始规范治疗情况评估表**

评价机构名称：
评价对象：各级耐药结核病定点医疗机构
评价方法：抽查该地区当年确诊的利福平耐药患者 10 例，不足 10 例则全部抽取，查看患者病案，开始治疗时方案是否规范（至少有 4～5 种有效抗结核药物组成方案）

| 序号 | 患者姓名 | 诊断时间 | 开始治疗时间 | 开始治疗方案 | 是否规范 | 备注 |
|---|---|---|---|---|---|---|
| | | | | | | |
| | | | | | | |
| | | | | | | |
| | | | | | | |
| | | | | | | |
| | | | | | | |
| | | | | | | |
| | | | | | | |
| | | | | | | |
| | | | | | | |
| | | | | | | |
| | | | | | | |
| | | | | | | |
| | | | | | | |
| | | | | | | |
| | | | | | | |
| | | | | | | |
| | | | | | | |
| | | | | | | |

评价结果：
利福平耐药肺结核患者初始规范治疗率（%）=一定时期内耐药结核病定点医疗机构初始接受规范化治疗方案的利福平耐药肺结核患者数/同期接受治疗的利福平耐药肺结核患者数×100%
利福平耐药肺结核患者治疗延迟率（%）=一定时期内耐药结核病定点医疗机构诊断后超过 7 天未开始治疗的利福平耐药肺结核患者数/确诊利福平耐药肺结核患者数×100%

填表说明：

(1) 利福平耐药肺结核患者初始治疗方案参照《中国结核病预防控制工作技术规范（2020 年版）》中利福平耐药结核病治疗方案。

(2) 患者若有合并症/并发症，填写在“备注”栏。

**附表 3－7　肺结核/利福平耐药肺结核患者随访管理抽查表**

评价机构名称：
评价机构：基层医疗机构
评价方法：①在考核年度内，基层医疗机构已管理的患者数占收到管理通知的患者数的比例
②抽查辖区内近三年管理并完成疗程的肺结核/利福平耐药肺结核患者 10 例（优先抽查耐药患者），查看患者随访档案、患者治疗记录卡，了解患者指导服药及现场访视情况。电话询问患者，核实是否有医务人员入户指导服药和治疗管理等记录

| 序号 | 查阅患者随访档案 | | | | | | | 电话询问随访情况 | | |
|---|---|---|---|---|---|---|---|---|---|---|
| | 患者姓名 | 接到上级通知随访患者时间 | 第 1 次入户时间 | 随访次数是否符合要求 | 服药卡记录是否完整 | 应服药次数 | 实际服药次数 | 是否入户随访 | 核实最近 2 次随访是否与病案记录相符 | 核实是否进行健康教育 |
| | | | | | | | | | | |
| | | | | | | | | | | |
| | | | | | | | | | | |
| | | | | | | | | | | |
| | | | | | | | | | | |
| | | | | | | | | | | |
| | | | | | | | | | | |
| | | | | | | | | | | |
| | | | | | | | | | | |
| | | | | | | | | | | |

评价结果：
（1）肺结核/利福平耐药肺结核患者管理率（%）＝基层医疗机构已管理的肺结核/利福平耐药肺结核患者数÷基层医疗机构收到管理通知的肺结核/利福平耐药肺结核患者数×100%
（2）肺结核/利福平耐药肺结核患者规则服药率（%）＝按照要求规则服药的肺结核/利福平耐药肺结核患者数÷同期辖区内已完成治疗的的肺结核/利福平耐药肺结核患者数×100%
（3）肺结核/利福平耐药肺结核患者规范管理率（%）＝按照要求规范管理的肺结核/利福平耐药肺结核患者数÷同期辖区内已完成治疗的的肺结核/利福平耐药肺结核患者数×100%。

填表说明：

（1）规范管理：辖区内确诊的患者具有第 1 次 72 小时内入户随访记录，同时在治疗期间随访总次数不少于应随访次数，且向患者电话核实最近 2 次随访情况与病案记录相符。

（2）规则服药：疗程期间实际服药次数/应服药次数≥90%。

**附表3-8　结核感染高危人群预防性治疗抽查表**

评价机构名称：
评价对象：各级疾病预防控制中心
评价方法：抽查10名结核病密切接触者筛查中结核感染高危人群（10例需涵盖①+②+③类人群，如有缺失，可不抽查缺失人群，如不足10例则全部抽查）是否进行预防性治疗
结核感染高危人群分类：①与病原学阳性肺结核患者密切接触的结核潜伏感染（LTBI）者（尤其是5岁以下儿童）；②HIV/AIDS患者中的LTBI者；③与活动性肺结核患者密切接触的学生等新近潜伏感染者；④其他高危人群，如长期使用免疫抑制药物等。

| 序号 | 高危人群姓名 | 是否符合治疗标准 | TST结果 | 是否接受治疗 | 预防性服药方案 | 服药期间管理人 | 未开展预防性治疗的原因 |
| --- | --- | --- | --- | --- | --- | --- | --- |
| | | | | | | | |
| | | | | | | | |
| | | | | | | | |
| | | | | | | | |
| | | | | | | | |
| | | | | | | | |
| | | | | | | | |
| | | | | | | | |
| | | | | | | | |
| | | | | | | | |
| | | | | | | | |
| | | | | | | | |
| | | | | | | | |
| | | | | | | | |
| | | | | | | | |
| | | | | | | | |
| | | | | | | | |
| | | | | | | | |
| | | | | | | | |
| | | | | | | | |
| | | | | | | | |

评价结果：结核感染高危人群预防性治疗率（%）=接受预防性治疗人数/符合预防性治疗标准人数×100%

## 附表 3-9 结核感染高危人群预防性治疗规范性抽查表

评价机构名称：
评价对象：各级结核病定点医疗机构、各级疾病预防控制中心
评价方法：抽查 10 例开展预防性治疗高危人群病案（不足 10 例则全部抽查），查看是否满足预防性治疗条件，且经过知情同意，治疗方案是否合理

| 序号 | 登记号 | 姓名 | 治疗前评估 | 治疗方案 | 开始治疗时间 | 治疗完成时间 | 未纳入治疗原因 | 未完成治疗原因 | 备注 |
|---|---|---|---|---|---|---|---|---|---|
| | | | | | | | | | |
| | | | | | | | | | |
| | | | | | | | | | |
| | | | | | | | | | |
| | | | | | | | | | |
| | | | | | | | | | |
| | | | | | | | | | |
| | | | | | | | | | |
| | | | | | | | | | |
| | | | | | | | | | |
| | | | | | | | | | |
| | | | | | | | | | |
| | | | | | | | | | |
| | | | | | | | | | |
| | | | | | | | | | |
| | | | | | | | | | |
| | | | | | | | | | |
| | | | | | | | | | |
| | | | | | | | | | |
| | | | | | | | | | |
| | | | | | | | | | |
| | | | | | | | | | |
| | | | | | | | | | |

评价结果：结核感染高危人群规范开展预防性治疗率（%）＝规范开展预防性治疗人数/预防性治疗人数×100%

# 4 防控篇

**附表 4—1　医疗机构基本情况表**

评价机构名称：
评价对象：各级结核病定点医疗机构、各级疾病预防控制中心
评价方法：现场查看资料、现场评估

| 机构级别 | 人员配备 | | 独立结核病防治科室或结核病专科门诊（是/否） | 结核病床 | 实验室检测能力 | | | | |
|---|---|---|---|---|---|---|---|---|---|
| | 专（兼）职医生（名） | 专（兼）职检验人员（名） | | | 痰涂片检查 | 痰培养检查（固体分离培养/液体分离培养） | 药敏试验 | 分子生物学检查 | |
| | | | | | | | | 结核分枝杆菌核酸检测 | 耐药基因检测 |
| | | | | | | | | | |

填表说明：

（1）机构级别：市（州）和县（市、区）各级结核病定点医疗机构、各级疾病预防控制中心。

（2）结核病床：填写具体数量。

（3）实验室检测能力填写“是”或“否”，如果填“是”，需要填写具体方法。

**附表 4—2　实验室基本资质核查情况表**

评价机构名称：
评价对象：各级结核病定点医疗机构、各级疾病预防控制中心
评价方法：查看证书、生物安全备案等

| 评价项目 | 评价结果 | |
|---|---|---|
| | 是 | 否 |
| 1. 是否具备生物安全二级或以上级别的实验室 | | |
| 2. 是否具有结核病专用实验室 | | |
| 3. 是否获得临床基因扩增实验室资质 | | |
| 4. 开展结核病基因扩增检测项目的人员是否具有 PCR 资质 | | |
| 5. 是否具有菌株运输资格证 | | |

填表说明：结核病定点医疗机构应满足以上 5 点，市（州）疾病预防控制中心应满足 1、2、5 点。

**附表 4-3　医疗机构结核感染控制组织管理评价表**

| 评价机构名称：<br>评价对象：各级结核病定点医疗机构、非结核病定点医疗机构、基层医疗机构<br>评价方法：现场查看资料、现场评估 | | |
|---|---|---|
| 序号 | 评价内容 | 评价结果 |
| 1 | 是否成立感染控制机构 | |
| 2 | 感染控制工作人员数量是否能够满足日常工作需要 | |
| 3 | 是否将结核感染控制工作纳入本单位评价指标 | |
| 4 | 是否落实了结核感染控制相关工作的专项经费 | |
| 5 | 是否开展结核感染控制岗前培训 | |
| 6 | 是否开展结核感染控制定期在职培训 | |
| 7 | 是否开展医用防护口罩适合性检测 | |
| 8 | 工作人员是否进行含结核感染或患病在内的健康体检 | |
| 9 | 过去一年里无工作人员患结核病 | |
| 10 | 医院新风系统等机械通风装置、紫外线灯等空气消毒设备是否开展定期维护和检测 | |
| 建议 | | |

填表说明：

（1）本表主要针对医疗机构结核感染控制组织管理情况进行监控与评价。

（2）各级医疗机构可以根据自身情况对评价表中的相关项目进行增补或删减。

（3）按照《医院感染管理办法》《医院感染预防与控制评价规范》（WST592—2018）的相关要求执行。

**附表 4－4　门诊区域结核感染控制现场评价表**

评价机构名称：
评价对象：各级结核病定点医疗机构、非结核病定点医疗机构、基层医疗机构
评价方法：现场查看资料、现场评估

| 序号 | 评价内容 | 评价结果 |
|---|---|---|
| 1 | 是否进行预检分诊 | |
| 2 | 门诊区域是否有清楚的指示牌或引导标识 | |
| 3 | 到结核病门诊就诊者，是否有单独的候诊室（区） | |
| 4 | 就诊者是否接受了咳嗽礼仪和呼吸道卫生的健康教育 | |
| 5 | 就诊者是否佩戴医用外科口罩 | |
| 6 | 是否在远离工作区的指定区域收集痰标本 | |
| 7 | 是否有结核感染控制的宣传资料 | |
| 8 | 结核病诊室内的通风量是否达标（12ACH） | |
| 9 | 紫外线灯的辐射照度是否达标（$70\mu W/cm^2$）（随机抽查 1 根） | |
| 10 | 医务人员是否佩戴医用防护口罩 | |
| 11 | 门诊室布局是否合理 | |
| 12 | 是否有符合感染控制要求的留痰室或指定区域 | |
| 建议 | | |

填表说明：

（1）本表主要针对门诊区域结核感染控制的执行情况进行监控与评价。

（2）各级医疗机构可以根据自身情况对评价表中的相关项目进行增补或删减。

（3）问题 1～3、6～7 和 10～12 在现场观察后填写，问题 4～5 在访谈就诊患者后填写，问题 8～9 在现场测量后填写。

（4）每小时换气次数（ACH）测量计算方法：使用烟雾发生器判断门口、窗口、排风扇附近的气流方向，使用风速计测量门口、窗口、排风扇风口的气流速度，使用米尺测量门口、窗口、排风扇风口的大小；测量房间的尺寸计算容积，计算 ACH。

**附表 4-5 病房结核感染控制现场评价表**

| 评价机构名称：<br>评价对象：各级结核病定点医疗机构、非结核病定点医疗机构、基层医疗机构<br>评价方法：现场查阅资料、现场评估 | | |
|---|---|---|
| 序号 | 评价内容 | 评价结果 |
| 1 | 是否有优先收治疑似传染性肺结核患者的制度 | |
| 2 | 医护人员是否对患者进行咳嗽礼仪的宣教 | |
| 3 | 是否有结核感染控制宣传资料 | |
| 4 | 结核病病房的通风量是否达标（12ACH）（随机抽查 1 间病房） | |
| 5 | 紫外线灯的辐射照度是否达标（70μW/cm$^2$）（随机抽查 1 根） | |
| 6 | 收治患者时是否将病原学阳性、病原学阴性及耐药患者分别收治在不同病房内 | |
| 7 | 患者是否佩戴外科口罩，医护人员及陪护人员是否佩戴医用防护口罩，口罩佩戴是否符合规范 | |
| 建议 | | |

填表说明：

（1）本表主要针对病房中结核感染控制的执行情况进行监控与评价。

（2）各级医疗机构可以根据自身情况对评价表中的相关项目进行增补或删减。

（3）问题 1 和 6 在访谈病区医护人员后填写，问题 2 在访谈住院患者后填写，问题 3 和 7 在现场观察后填写，问题 4～5 在现场测量后填写。

**附表 4-6　实验室生物安全核查表**

<table>
<tr><td colspan="4">评价机构名称：<br>评价对象：各级结核病定点医疗机构、各级疾病预防控制中心<br>评价方法：现场查看资料、现场评估</td></tr>
<tr><td colspan="2" rowspan="2">评价项目</td><td colspan="2">评价结果</td></tr>
<tr><td>是</td><td>否</td></tr>
<tr><td colspan="2">建立较完整的生物安全制度或有生物安全手册</td><td></td><td></td></tr>
<tr><td colspan="2">实验室分区合理并满足工作需要</td><td></td><td></td></tr>
<tr><td colspan="2">实验室人员在现场核查前的一年内是否经过生物安全相关培训</td><td></td><td></td></tr>
<tr><td colspan="2">是否采用生物安全柜进行痰标本检测</td><td></td><td></td></tr>
<tr><td colspan="2">生物安全柜是否定期检测</td><td></td><td></td></tr>
<tr><td colspan="2">是否由结核病门诊和病区的护士统一运送标本</td><td></td><td></td></tr>
<tr><td colspan="2">痰涂片室和（或）痰培养室的通风量是否达到 12ACH</td><td></td><td></td></tr>
<tr><td colspan="2">个人防护是否符合要求，如操作可能潜在存在结核分枝杆菌的检测项目时应使用 N95 呼吸装置，并按照使用要求更换，个人防护穿戴是否正确</td><td></td><td></td></tr>
<tr><td colspan="2">废弃物处理方法是否得当，如待灭菌物品的临时存放、高压灭菌流程等是否满足要求（温度、时间、高压灭菌效果监测等）</td><td></td><td></td></tr>
<tr><td colspan="2">压力蒸汽灭菌器是否定期检定</td><td></td><td></td></tr>
<tr><td colspan="2">消毒用的紫外线灯是否定期清洁、有使用时间记录或照度监测，并根据需要及时更换</td><td></td><td></td></tr>
<tr><td colspan="2">台面或地面等物体表面的消毒液使用是否有效（浓度、配制时间及方法、作用时间等）</td><td></td><td></td></tr>
<tr><td colspan="2">生物安全实验室是否有访问限制</td><td></td><td></td></tr>
<tr><td colspan="2">是否张贴正确的生物安全实验室标识</td><td></td><td></td></tr>
<tr><td rowspan="2">样本/菌株保存与管理是否规范</td><td>有专用冰箱（不与试剂混放）</td><td></td><td></td></tr>
<tr><td>冰箱温度在设定范围内</td><td></td><td></td></tr>
<tr><td colspan="4">评价结果：实验室生物安全合格率（%）＝实验室满足生物安全要求的项目数/要求项目数×100%</td></tr>
</table>

填表说明：生物安全制度或生物安全手册应包含风险评估、安全操作、相关设备操作、个人防护装置、意外事件处理、废弃物处理、危化品处理、锐器处理、消防、应急预案与演练等。

## 附表 4-7 学校肺结核单病例预警响应信息准确性核实情况表

评价机构名称：

评价对象：县（市、区）疾病预防控制中心

评价方法：现场查看“学生年龄段/教师肺结核患者信息核查表”。①抽查 5 名信息核查表中的人群分类不是幼托儿童或学生或教师者（不足 5 名则全部抽查），现场电话核实是否为非幼托儿童或学生或教师。②抽查 5 名信息核查表中的人群分类为幼托儿童或学生或教师者（不足 5 名则全部抽查），并与国家传染病自动预警信息系统中的数据进行比对。电话核实是否为幼托儿童或学生或教师，并现场查看是否有现场疫情处置告知书

抽查记录①（核实后为非幼托儿童或学生或教师）

| 序号 | 姓名 | 信息核查表中人群分类 | 核实后人群分类 | 备注 |
| --- | --- | --- | --- | --- |
| | | | | |
| | | | | |
| | | | | |
| | | | | |
| | | | | |
| | | | | |
| | | | | |
| | | | | |
| | | | | |

抽查记录②（核实后为幼托儿童或学生或教师）

| 序号 | 姓名 | 核实后人群分类 | 是否有现场疫情处置告知书 | 备注 |
| --- | --- | --- | --- | --- |
| | | | | |
| | | | | |
| | | | | |
| | | | | |
| | | | | |
| | | | | |
| | | | | |
| | | | | |

评价结果：学校肺结核单病例预警响应信息准确率（%）=（信息核查表中的人群分类为幼托儿童或学生或教师且电话核实为幼托儿童或学生或教师的人数+信息核查表中的人群分类不是幼托儿童或学生或教师且电话核实不是幼托儿童或学生或教师的人数）/10×100%

**附表 4-8 外地学生肺结核患者跨区域协查情况抽查表**

评价机构名称：
评价对象：县（市、区）疾病预防控制中心
评价方法：通过结核病信息系统查阅半年报告为学生、教职工的患者，筛选学校为外地的患者，查看报告时间和跨区域协查函的发出时间及发送方式

| 序号 | 姓名 | 报告时间 | 发送协查函时间 | 发送方式（微信、QQ、邮箱等记录） | 备注 |
| --- | --- | --- | --- | --- | --- |
| | | | | | |
| | | | | | |
| | | | | | |
| | | | | | |
| | | | | | |
| | | | | | |
| | | | | | |
| | | | | | |
| | | | | | |
| | | | | | |

评价结果：外地学生肺结核患者跨区域协查及时率（%）=3天内发出跨区域协查函人数/抽查外地学生跨区域协查总人数×100%

**附表 4-9 学校结核病疫情监测分析和疫情处置报告撰写情况抽查表**

评价机构名称：
评价对象：各级疾病预防控制中心
评价方法：查阅半年的疫情监测分析记录和疫情处置记录

| 学校结核病疫情监测分析 | | 学校结核病疫情处置报告 | | | |
| --- | --- | --- | --- | --- | --- |
| 每月分析表份数 | 季度分析报告份数 | 发生2例及以上疫情数 | 完成疫情处置报告数 | 上一学期发生10例及以上有突发公共卫生事件风险疫情数 | 专家论证和讨论研判记录数 |
| | | | | | |
| | | | | | |
| | | | | | |

评价结果：学校结核病疫情监测分析和疫情处置报告完成率（%）=现场查看到的学校结核病疫情监测分析和疫情处置报告/应完成的学校结核病疫情监测分析和疫情处置报告×100%

**附表 4－10　学校密切接触者规范筛查率抽查表**

评价机构名称：
评价对象：各级疾病预防控制中心
评价方法：现场抽取本年度本地区最近 3 起学校结核病散发病例的第一轮密切接触者筛查记录，利用“学校结核病患者接触者筛查一览表”进行核查

| 学校名称 | 15 岁以下接触者 | | | | 15 岁及以上接触者 | | | |
|---|---|---|---|---|---|---|---|---|
| | 应筛查人数 | 症状筛查人数 | 潜伏感染检测人数 | 有症状或潜伏感染检测阳性者开展胸部 X 线检查人数 | 应筛查人数 | 症状筛查人数 | 潜伏感染检测人数 | 胸部 X 线检查人数 |
| | | | | | | | | |

评价结果：学校密切接触者规范筛查率（%）＝（15 岁以下接触者规范筛查人数＋15 岁及以上接触者规范筛查人数）/（15 岁以下接触者应筛查人数＋15 岁及以上接触者应筛查人数）×100%

**附表 4－11　学生结核病防治核心知识知晓率/效果评价抽查表**

评价机构名称：
评价对象：各级各类学校
评价方法：随机问卷调查 30 名学生

| 总题数 | 答对数 | 知晓率 |
|---|---|---|
| | | |

评价结果：学生结核病防治核心知识知晓率＝答对题数/总题数×100%

**附表 4－12　新生体检规范筛查率抽查表**

评价机构名称：
评价对象：各级各类学校
评价方法：随机抽查 6 个新生班级的体检资料，不足 6 个班级的全部抽查

| 序号 | 班级 | 班级人数 | 体检人数 | 症状筛查人数 | 潜伏感染检测人数 | 感染强阳性人数 | 胸部 X 线检查人数 | 规范筛查率 | 初筛阳性数 | 初筛阳性进一步检查数 | 检出患者数 | 备注 |
|---|---|---|---|---|---|---|---|---|---|---|---|---|
| | | | | | | | | | | | | |

评价结果：新生体检规范筛查率（%）＝新生体检规范筛查人数/抽查总新生人数×100%

填表说明：

（1）初筛阳性定义：TST 强阳性，EC、IGRA 阳性，胸部 X 代检查异常或有肺结核临床症状。

（2）不同新生类型的筛查方式：①对幼儿园、小学入园（入学）新生，开展结核病可疑症状筛查，对有结核病可疑症状和有结核病密切接触史者进行潜伏感染检测。②对高中和初中入学新生，全员开展结核病可疑症状筛查和潜伏感染检测，有结核病可疑症状者或潜伏感染检测阳性者进行胸部 X 线检查；对结核病高发地区 15 岁及以上的学生，在开展潜伏感染检测的同时增加胸部 X 线检查。③对大中专入学新生，全员开展结核病可疑症状筛查、潜伏感染检测和胸部 X 线检查。

（3）根据新生类别体检内容判定是否规范筛查。

**附表 4－13　教职工体检规范筛查率抽查表**

评价机构名称：
评价对象：各级各类学校
评价方法：查看全校教职工档案、体检单、检查单（有胸部 X 线检查或 CT 检查报告）

| 学校名称 | 学校教职工数 | 体检人数 | 症状筛查人数 | 胸部 X 线检查或 CT 检查人数 | 规范筛查率 | 备注 |
|---|---|---|---|---|---|---|
| | | | | | | |
| | | | | | | |

评价结果：教职工体检规范筛查率（%）＝教职工体检规范筛查人数/抽查总教职工人数×100%

填表说明：同时进行症状筛查＋胸部 X 线检查或 CT 检查算作开展规范筛查。

**附表 4－14　学生晨午检、因病缺勤和病因追踪工作完成情况抽查表**

评价机构名称：
评价对象：各级各类学校
评价方法：翻看该校一学期内的晨检记录表，抽查 10 例因咳嗽、发热、咯血、胸痛等症状请假的学生信息，不足 10 例则全部查看。核查是否后续开展完整的因病缺勤和病因追踪。完整的因病缺勤和病因追踪应包括缺勤时间、症状、返校时间和确诊的病因

| 序号 | 姓名 | 是否开展晨午检 | 是否开展因病缺勤登记 | 是否开展病因追踪 | 备注 |
|---|---|---|---|---|---|
| | | | | | |
| | | | | | |

评价结果：晨午检、因病缺勤和病因追踪工作完成率（%）＝开展完整因病缺勤和病因追踪例数/抽查总数×100%

**附表 4－15　学校结核病患者规范开具休学证明情况抽查表**

评价机构名称：
评价对象：各级结核病定点医疗机构
评价方法：随机抽取被评价的结核病定点医疗机构半年内开具的 10 份休学证明（不足 10 份则全部查看）。①基本信息（姓名、性别、年龄、身份证号码、学校名称、户籍地址、现住址等）是否填写规范。②治疗情况（诊断日期、诊断结果、休学）是否填写规范

| 序号 | 姓名 | 是否规范开具休学证明 | 备注 |
|---|---|---|---|
| ×× | ×× | 1 | 基本信息填写不完整：无班级信息 |
| | | | |

评价结果：学校结核病患者规范开具休学证明率（%）＝学校结核病患者规范开具休学证明例数/抽查总数×100%

填表说明：①②任何一项不完整判定为不规范。不规范项填 1，否则填 0。

**附表 4-16 学校结核病患者开具复学证明规范率抽查表**

<table>
<tr><td colspan="4">评价机构名称：<br>评价对象：各级结核病定点医疗机构<br>评价方法：随机抽取被评价的结核病定点医疗机构半年内开具的 10 份复学证明（不足 10 分则全部查看）。①基本信息（姓名、性别、年龄、身份证号码、学校名称、户籍地址、现住址等）是否填写规范；②治疗情况（治疗前诊断结果、治疗前医疗结构名称及治疗时间、复学类型等）是否填写规范；③休学时间是否填写规范。不规范项填 1，否则填 0。</td></tr>
<tr><td>序号</td><td>姓名</td><td>是否规范开具复学证明</td><td>备注</td></tr>
<tr><td>××</td><td>××</td><td>1</td><td>休学时间不规范：休学时间不够</td></tr>
<tr><td></td><td></td><td></td><td></td></tr>
<tr><td colspan="4">评价结果：学校结核病患者开具复学证明规范率（%）=学校结核病患者规范开具复学证明例数/抽查总数×100%</td></tr>
</table>

填表说明：①②③任何一项不完整判定为不规范。不规范项填 1，否则填 0。

**附表 4-17 学校规范休复学（课）管理情况**

<table>
<tr><td colspan="8">评价机构名称：<br>评价对象：各级各类学校<br>评价方法：查阅学校上学期（如该学期无结核病患者则向前推一个学期）的休复学（课）证明、教务处手续和晨午检（教师考勤）记录，休复学（课）证明各抽查 10 份，不足 10 份则全部查看。查看休复学（课）证明是否为结核病定点医疗机构开具的规范证明，是否有漏项，休学时间是否足够</td></tr>
<tr><td>序号</td><td>姓名</td><td>休学（课）证明是否规范</td><td>佐证材料（教务处手续、晨午检记录、考勤记录，以及微信、QQ 等聊天记录）</td><td>备注</td><td>姓名</td><td>复学（课）证明是否规范</td><td>备注</td></tr>
<tr><td></td><td></td><td></td><td></td><td></td><td></td><td></td><td></td></tr>
<tr><td></td><td></td><td></td><td></td><td></td><td></td><td></td><td></td></tr>
<tr><td></td><td></td><td></td><td></td><td></td><td></td><td></td><td></td></tr>
<tr><td></td><td></td><td></td><td></td><td></td><td></td><td></td><td></td></tr>
<tr><td></td><td></td><td></td><td></td><td></td><td></td><td></td><td></td></tr>
<tr><td></td><td></td><td></td><td></td><td></td><td></td><td></td><td></td></tr>
<tr><td></td><td></td><td></td><td></td><td></td><td></td><td></td><td></td></tr>
<tr><td></td><td></td><td></td><td></td><td></td><td></td><td></td><td></td></tr>
<tr><td></td><td></td><td></td><td></td><td></td><td></td><td></td><td></td></tr>
<tr><td></td><td></td><td></td><td></td><td></td><td></td><td></td><td></td></tr>
<tr><td colspan="8">评价结果：学校规范休复学（课）管理率（%）=学校休复学（课）证明规范例数/抽查总数×100%</td></tr>
</table>

# 缩略词

| 英文缩写 | 中文名词 |
| --- | --- |
| MDR/RR－TB | 耐多药/利福平耐药肺结核 |
| LIS | 实验室信息系统 |
| HIS | 医院信息系统 |
| HIV | 人类免疫缺陷病毒 |
| AIDS | 获得性免疫缺陷综合征 |
| TNF | 肿瘤坏死因子 |
| IL | 白介素 |
| CD20 | 白细胞分化抗原 20 |
| TB | 结核病 |
| FDC | 固定剂量复合剂 |
| DNA | 脱氧核糖核酸 |
| PCR | 聚合酶链式反应 |
| ICU | 重症监护病房 |
| ACH | 每小时换气次数 |
| LTBI | 结核潜伏感染 |
| CT | 计算机断层扫描 |
| MTB | 结核分枝杆菌 |
| NTM | 非结核分枝杆菌 |
| ADA | 腺苷脱氨酶 |
| TST | 结核菌素皮肤试验 |
| EC | 重组结核杆菌融合蛋白 |
| PPD | 结核菌素纯化蛋白衍生物 |
| RIF | 利福平 |